Pamela Morales Ramírez
Marco Antonio Herradora Lozano
Roberto Gustavo Martínez Gamba

Diseño de alojamientos alternativos para cerdos en interiores

Pamela Morales Ramírez
Marco Antonio Herradora Lozano
Roberto Gustavo Martínez Gamba

Diseño de alojamientos alternativos para cerdos en interiores

Bienestar animal y sostenibilidad en la crianza de cerdos.

Editorial Académica Española

Imprint
Any brand names and product names mentioned in this book are subject to trademark, brand or patent protection and are trademarks or registered trademarks of their respective holders. The use of brand names, product names, common names, trade names, product descriptions etc. even without a particular marking in this work is in no way to be construed to mean that such names may be regarded as unrestricted in respect of trademark and brand protection legislation and could thus be used by anyone.

Cover image: www.ingimage.com

Publisher:
Editorial Académica Española
is a trademark of
International Book Market Service Ltd., member of OmniScriptum Publishing Group
17 Meldrum Street, Beau Bassin 71504, Mauritius

Printed at: see last page
ISBN: 978-620-0-39243-5

DISEÑO DE ALOJAMIENTOS ALTERNATIVOS PARA CERDOS EN INTERIORES

Autores

PAMELA MORALES RAMÍREZ
MARCO ANTONIO HERRADORA LOZANO
ROBERTO GUSTAVO MARTÍNEZ GAMBA

Prefacio

En los últimos años, la porcicultura se ha transformado significativamente. Por un lado se encuentra una gran heterogeneidad productiva, que se puede interpretar como la convivencia de empresas altamente tecnificadas, con aquellas pequeñas y medianas semitecnificadas, así como un extenso número de producciones pequeños de carácter rural o de traspatio en zonas uburbanas. Y por el otro, la dependencia del comercio exterior para la obtención de insumos de suma importancia para la producción, como son las oleaginosas, el pie de cría, los granos y otros insumos; todo esto sin considerar la falta de conocimiento, difusión y sensibilización en cuanto al impacto ambiental y el bienestar animal. En conjunto con la protección ambiental y la seguridad alimentaria, el bienestar animal está considerado entre los tres mayores desafíos del milenio, por lo que es preciso que la crianza de cerdos sea ambientalmente benéfica, éticamente justificada, socialmente aceptada y acorde con las necesidades, objetivos y recursos de la comunidad donde se establece. De lo anterior surge la necesidad de difundir y aplicar los sistemas alternativos de producción por lo que en este libro se hace el planteamiento de alternativas de producción adaptables a diferentes situaciones, especialmente aquellas que involucran pequeños productores.

LOS AUTORES

Indice de capítulos

Índice de figuras

Índice de cuadros

Capítulo I

Introducción:
Ambiente y bienestar animal

La idea que el Hombre tiene acerca de sus obligaciones hacia los animales depende de las facultades que les reconoce, de la distancia que pone entre ellos y él, de la relación que cree que existe entre sus orígenes y sus respectivos destinos. Es verdad que el animal no tiene derechos ya que no es sujeto de justicia; pero, por el sólo hecho de que esté dotado de sensibilidad, que pueda por lo tanto reaccionar y sufrir, puede entonces existir el Mal hacia él. El progreso moral no significa solamente el crecimiento de la justicia entre los hombres, sino también el crecimiento de la bondad y de la pieda.

Pierre Larousse,
Obligaciones del hombre hacia los animales, s. XIX.

La importancia de la porcicultura se puede abordar considerando tres aspectos: a partir de las extensas áreas agrícolas destinadas para la producción de insumos para la alimentación de los cerdos; por la compleja cadena de producción, transformación, industrialización y comercialización de los productos; y finalmente por ser de las actividades pecuarias con mayor impacto sobre el ambiente, a través de la cantidad y tipo de residuos que genera.

El impacto ambiental derivado de la producción porcina, se da por la adopción de un modelo con las siguientes características:

- Concentración de un gran número de animales en un menor número de unidades productivas.
- Limitaciones en crecimiento, por el desarrollo de zonas urbanas.
- Empleo sistemas de alimentación ricos en proteína, la cual no son asimiladas en su totalidad por el cerdo.
- Inadecuado manejo de residuos.

- Desinformación acerca del impacto ambiental.
- Desligado de la actividad agrícola.

Desde hace años diversos estudios indican que el 55% de las excretas de un cerdo adulto son heces y el 45% restante es orina. Cerca del 90% de los sólidos son excretados vía heces y 10% por la orina, principalmente en forma de potasio y fósforo disuelto, y algo de amoniaco y nitrógeno. A causa de las elevadas cargas de microorganismos patógenos, metales pesados (cobre y zinc), materia orgánica, fósforo, potasio y nitrógeno, las excretas porcinas son potencialmente contaminantes. Además, los procesos biológicos y fisicoquímicos presentes en las excretas, dan lugar a la generación de sustancias químicas y gases nocivos, como el dióxido de carbono (CO_2), el sulfuro de hidrógeno (H_2S), el amoníaco (NH_3) y el metano (CH_4), que tienen efectos negativos en la salud pública, salud animal y en los recursos naturales. Los desechos de la porcicultura contaminan el agua subterránea y superficial, lo cual es alarmante, ya que en países pobres en recursos hídricos; además provocan la intoxicación del suelo superficial y contaminación del aire (Taiganides, 1992; Pérez-Espejo, 1999; Hooda *et al.*, 2000; Drucker *et a l*, 2001).

La ganadería tiene una contribución de 18% en el cambio climático, ya que es responsable del 9% del dióxido de carbono, el 37% de las emisiones de gas metano, 65% del óxido nitroso y del 64% de las emisiones de amonio. Este tipo de datos sugieren la necesidad de hacer un equilibrio entre el medio ambiente y la producción de proteína animal requerida por la población. Algunos sistemas alternativos de producción pecuaria pueden ser importantes en dicho equilibrio (Arias, 2007; Steinfield *et al.*, 2009; Steinfield *et al.,* 2013). Además, el sector pecuario es responsable del uso del 8% del recurso agua, y se cree que es la mayor fuente de contaminación de la misma (Steinfield *et al.*, 2009).

A nivel comercial y experimental los sistemas de alojamientos alternativos para la producción de cerdos, como la cama profunda, han demostrado que los índices productivos son similares a los generados en una producción convencional, con las ventajas de bajo costo y menor impacto ambiental (González, 2005; Cruz *et al.,* 2009; Sanginés, 2011).

En estudios donde se comparan alojamientos convencionales y alternativos para la crianza y engorda de cerdos, no se han encontrado diferencias significativas para la ganancia diaria de peso, consumo diario de alimento, índice de conversión alimenticia y calidad de la canal. Respecto al comportamiento de las hembras reproductoras, se ha identificado que en los grupos de gestación alojados en cama profunda, hay una cantidad considerablemente menor de problemas locomotores. También se ha visto que las cerdas en jaula tienen más requerimientos nutricionales de mantenimiento que las alojadas en grupo. En cuanto a los aspectos reproductivos no se observan diferencias en el tamaño de la camada y el peso de los lechones al nacimiento, pero sí se ha reportado que los partos en jaula tienden a ser más largos y eso afecta la viabilidad de los lechones. La mortalidad de lechones por aplastamiento puede verse aumentada en los alojamientos alternativos; este efecto se reduce considerablemente con las instalaciones adecuadas como son las cajas nidales o en sistemas de semiconfinamiento (Sistemas SWAP, por sus siglas en inglés *Sow Welfare And Piglet protection;* que en español significa: Bienestar de la cerda y protección de los lechones), donde las cerdas permanecen en jaula hasta cuatro días postparto (Larson *et al.,* 2003; Karlen *et al.,* 2006; Sulbaran *et al.,* 2009; León-Sandoval *et al.,* 2013; Blaser *et al.,* 2013; Hales *et al.,* 2014; Fábrega *et. al.,* 2016).

La industrialización de la porcicultura se caracterizó por alojar a los cerdos en naves con un ambiente controlado por el hombre y territorialmente restrictivo. Los cerdos bajo estas condiciones, no logran expresar su comportamiento natural; en consecuencia, sus actos de motivación son frustrados, y por lo tanto el bienestar animal se ve afectado (Schön *et al.,* 2004; Córdova *et al.,* 2007; Vega-Cañizares *et al.,* 2014).

DonaldI Broom (1986) definió el bienestar animal de la siguiente manera: "*El bienestar de un individuo es el estado en que se encuentra dicho individuo en relación a sus intentos de afrontar su medio ambiente*" (Broom, 2004).

El bienestar es inherente al animal por lo que no puede ser proporcionado, sin embargo, con algunas acciones o recursos provistos el bienestar puede verse mejorado o empobrecido. Además, se puede medir mediante una escala que va de muy bueno a muy pobre (Curtis, 1986; Duncan, 1987; Broom, 1991; Webster, 1995; Broom, 2001; Broom, 2008). Se dice que un animal se encuentra en buen estado de bienestar cuando está sano, cómodo, bien alimentado, puede expresar formas innatas de comportamiento, y no siente dolor, desasosiego o miedo (OIE, 2016); esto está directamente relacionado con cuál o cuáles de las "Cinco Libertades", se les proporcionan o dejan de proporcionar a los animales (Farm Animal Welfare Couincil, 2009).

Cuadro 1.1 Las "Cinco Libertades".

I.	*Libre de hambre y sed*	Acceso inmediato al agua, y una dieta que procure la salud y mantenga la energía del animal.
II.	*Libre de incomodidad*	Ambiente de acuerdo a las necesidades de la especie
III.	*Libre de dolor, enfermedad y lesión*	Prevención, rápido y correcto diagnóstico y tratamiento.
IV.	*Libre de expresar el comportamiento natural*	Suficiente espacio, compañía apropiada (animales de la misma especie) e instalaciones adecuadas para la especie.
V.	*Libre de miedo y diestrés*	Asegurando condiciones y manejo, que eviten el sufrimiento.

Farm Animal Welfare Council, 2009 Traducción: Morales-Ramírez, 2018.

Filósofos como Peter Singer y Tom Regan, han dicho que se debe evitar el malestar y procurar el bienestar de todos los seres que son capaces de experimentar esas sensaciones; dicha norma viene de la regla ética en la que se menciona que: "debemos hacer el bien y evitar el mal". Es decir, existe la obligación moral con los animales poseedores de sensibilidad o conciencia, de promover el bienestar y evitar el malestar, protegiendo la integridad, colaborando en el desarrollo y favoreciendo la existencia de dichos individuos (Herrera-Ibáñez, 2004 y 2007).

El bienestar animal está tomando cada vez más relevancia. La Organización Mundial de Sanidad Animal (OIE) considera al continente americano como clave en este tema y sugiere el aprendizaje de los errores cometidos por el continente europeo, para mirar hacia el futuro con mayor conciencia al respecto (Huertas *et al.*, 2014).

El sector agropecuario del continente americano está cambiando debido a la globalización, internacionalización de mercados y acuerdos comerciales multinacionales. La crianza de animales, albergados en sistemas principalmente intensivos, tiene importantes connotaciones éticas, productivas y económicas, por lo que la búsqueda de herramientas que permitan producir alimentos de origen animal, procurando el bienestar de los mismos, se ha vuelto un tema de importancia (Cruz-Martínez, 2011; Paranhos da Costa *et al.*, 2012; Huertas *et al.*, 2014).

Por su parte, los consumidores de alimentos de origen animal, desempeñan un rol fundamental. En Latinoamérica, la preocupación de los consumidores por el bienestar de los animales gana cada vez más fuerza (Rojas *et al.*, 2005; Huertas *et al.*, 2014). El principal cuestionamiento se ha dirigido hacia la restricción espacial que sufren las cerdas al ser alojadas en jaulas durante la gestación, el parto y la lactancia. En muchos países de la Unión Europea se ha prohibido el uso de las jaulas durante la gestación, exceptuando las cuatro primeras semanas post-monta (Baxter *et al.*, 2011).

En respuesta a esta situación, se han sugerido formas alternativas para la crianza de cerdos, como el alojamiento en el exterior (al aire libre), galpones tipo túnel con cama profunda, entre otras. Los sistemas alternativos de alojamiento permiten a los cerdos expresar conductas propias de la especie, y se ha visto la disminución de conductas aberrantes (Millet *et al.*, 2005; Feijoo-Sánchez, 2014).

Otro aspecto importante es la sostenibilidad, la cual busca satisfacer las necesidades actuales y futuras de todos los involucrados; siempre procurando el equilibrio entre los recursos naturales (flora, fauna, recursos hídricos, aire, etc.), la sociedad (diversidad cultural) y la economía (Figura 0.2). Esto se puede conseguir, alcanzando la armonía entre la utilización de los recursos naturales, la orientación de las inversiones, el desarrollo de tecnologías y cambios institucionales (World Comission, 1987; Naciones Unidas, 2003).

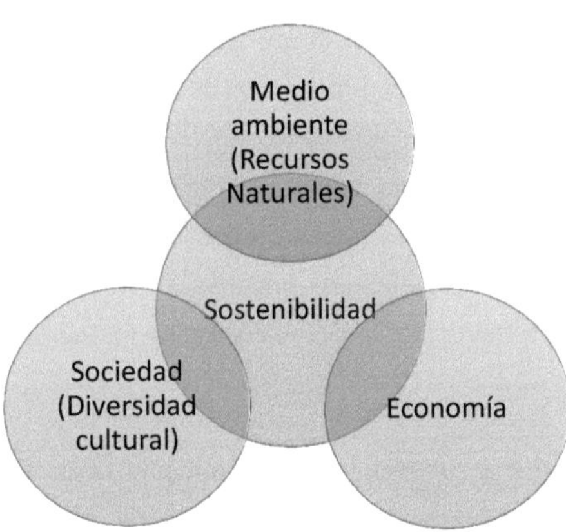

Figura 1. 1. Sostenibilidad. Morales-Ramírez, 2018.

La utilización de modelos productivos que no corresponden a las características de la zona y el estado socioeconómico de la población, son situaciones que impiden la sostenibilidad del sistema; aquí radica la importancia de proponer sistemas alternativos de producción, que consideren los factores culturales, las condiciones del medio ambiente y recursos con los que cuentan los productores (Santos y Sarmiento, 2005; Areque *et al.*, 2012). Por lo tanto, es de vital importancia mantener un equilibrio entre el bienestar animal, la sanidad, factores económico-sociales e impacto ambiental (Dir. 2008/120 Euratom del

Consejo de 18 de diciembre del 2008); es decir, mantener una producción sostenible.

Los sistemas alternativos han adquirido gran interés dentro del ámbito productivo por razones económicas, que incluyen bajo capital de inversión en infraestructura y un mercado emergente favorable (Lopardo *et al.*, 2000; Larson *et al.*, 2003, Sulbaran *et al.*, 2009).

En distintas partes del mundo se han desarrollado tecnologías para minimizar las situaciones comentadas con anterioridad; sin embargo, esto se ha realizado de forma empírica, por lo que difícilmente se encuentran estudios que muestren el comportamiento productivo de dichos alojamientos. Además las producciones con alojamientos alternativos que algunos productores han implementado, muchas veces tienen un mal diseño, por falta de acceso a la información, y por lo tanto las metas productivas esperadas, no son alcanzadas. De ahí, la importancia de elaborar un manual, donde se brinde la información necesaria para la correcta planeación y diseño de instalaciones alternativas.

En los capítulos subsecuentes se hará una revisión de las alternativas de sistemas de producción para los diferentes tipos de animales en las granjas, hembras y sementales en etapa de servicio y gestación, hembras lactantes y sus lechones (maternidad) y cerdos de destete y engorda.

Capítulo II

Servicios y Gestación

1. Introducción

La industrialización de la producción porcina, ha traído consigo un nivel más alto de tecnificación generando una disminución de la mano de obra y aumentado la productividad; sin embargo, tiene un mayor costo de inversión y severas limitaciones en el patrón conductual de las cerdas reproductoras, debido al reducido espacio donde son alojadas y al ambiente monótono al que son enfrentadas, lo que se refleja en un aumento de las alteraciones conductuales, como son las estereotipias (Figura 2.1) y el canibalismo (Lagreca y Marotta, 2009).

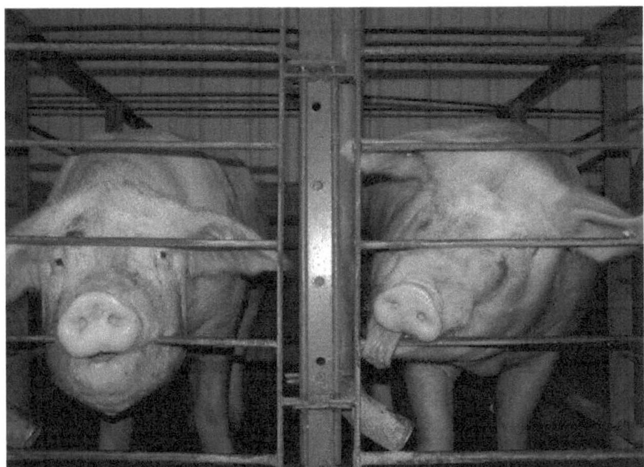

Figura 2.1. Estereotipia común en cerdas enjauladas: mordedura de barrotes. Obtenida de: Mc Glone J, 2014. Disponible en:http://www.pigpeople.net/mobile/article.html?no=3376

Mejorar el bienestar animal y la eficiencia económica, son buenas razones para examinar qué factores contribuyen para aumentar la longevidad de las cerdas (Stalder *et al.*, 2004). Una cerda que dura menos tiempo en una piara, tiene por consiguiente una menor cantidad de partos, que se traduce en menos cerdos destetados y vendidos durante su vida productiva; por lo tanto, para esta cerda se reduce la oportunidad de   ser suficientemente productiva y poder recuperar el costo de inversión que representa (Stalder *et al.*, 2004; Martínez, 2015).

Dentro de las principales causas de desecho de hembras jóvenes se encuentran en primer lugar las fallas reproductivas, y en segundo lugar los problemas locomotores (Wood y Rothschild, 2001; Sulbarán *et al.*, 2007; Pluym *et al.*, 2011; Razas porcinas, 2016; Ek *et al.*, 2016). Los factores predisponentes para las fallas reproductivas son: alimentación, tipo de alojamiento, entorno social, temperatura y manejos inadecuados; además de la presencia de enfermedad, desbalances hormonales y problemas de locomoción (Almond *et al.*, 2006; Ek *et. al.*, 2016).

Por su parte, los problemas locomotores tienen una incidencia del 15% (Razas porcinas, 2016). Éstos tienen como factores predisponentes: las condiciones de cría, el manejo, la condición corporal, la época del año y las instalaciones (Engblom *et al.*, 2008; Razas porcinas, 2016).

Los daños podales -como grietas o rupturas en las pezuñas- (Figura 2.2), son la principal causa de desecho, dentro de la categoría de problemas locomotores (Lucia *et al.*, 2000; Ek *et al.*, 2011; Ek *et al.*, 2016). El diseño de las instalaciones es determinante para su aparición, con factores predisponentes en el ambiente como: tipo de piso (sólido, de emparrillado parcial o completo), material con el que está hecho el piso (concreto, acero, plástico o aluminio), y las propiedades físicas del mismo (texturas lisas, abrasivas y rugosas) (Sulbarán *et al.*, 2007; Quiles, 2012).

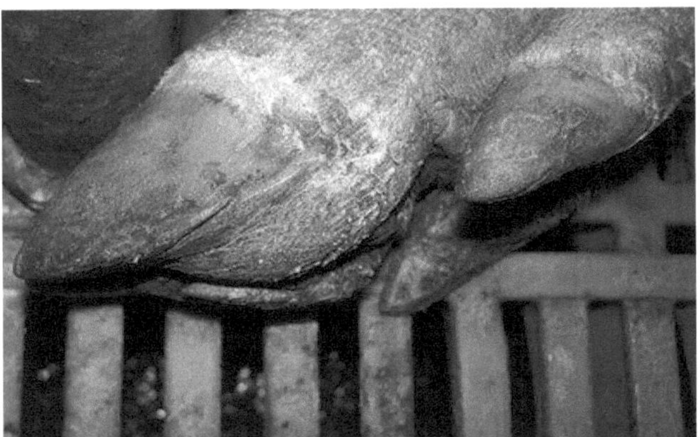

Figura 2.2. *Grieta en pezuña. Tomada de: 3tres3, 2015. Disponible en:* https://www.3tres3.com/foto-semana/09-oct-2015_288/

Las cerdas alojadas en jaula tienen menos posibilidad de cambiar de posición, por lo que hay mayor incidencia de cojeras y abrasiones en la   piel (Marchant y Broom, 1994; Karlen *et al.*, 2007), como por ejemplo: la presentación de úlceras en la región escapulo-humeral (hombros) (Figura 2.3). Sin embargo, al alojar a las cerdas en jaulas existe un mejor monitoreo de la alimentación, del estado sanitario y de la gestación (Lammers *et al.*, 2007).

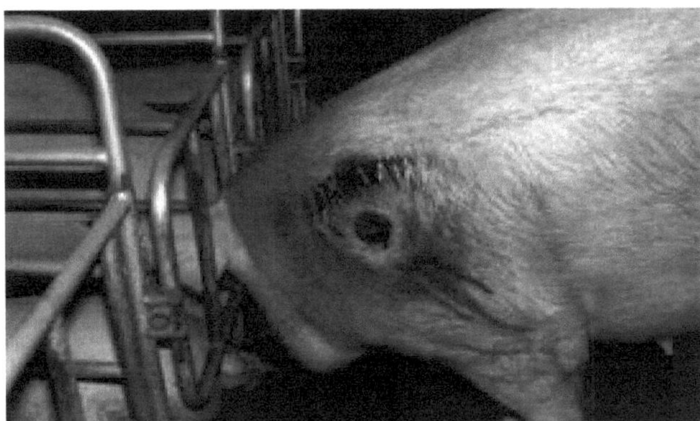

Figura 2.3. Úlcera en región escapular.
http://www.nadis.org.uk/bulletins/shoulder-sores-in-sows.aspx

El alojamiento de las cerdas gestantes, es un problema importante en cuanto a bienestar animal se refiere (Remience *et al.*, 2008). Hoy en día, existe una fuerte presión pública para eliminar las jaulas de gestación y su uso es considerado por ciertos grupos de consumidores como cruel, debido a que las jaulas más comunes miden 0.6 x 2.2 m (Lammers *et al.*, 2007), lo que limita el movimiento de las cerdas (Tonsor *et al.*, 2009; Lee y Li, 2013), con una superficie disponible de sólo 1.3 m^2 por animal. Gracias a esta presión por parte del mercado, la industria porcícola está cambiando las gestaciones convencionales por gestaciones grupales (Lee y Li, 2013).

Como ya se mencionó, en 27 países de la Unión Europea, a partir del 2013 se prohibió el uso de jaulas de gestación, con la excepción de las cuatro primeras semanas post-monta, momento de confirmar la preñez (European Union, 2001; Manteca y Gasa, 2005; Lammers *et al.*, 2007; Remience *et al.*, 2008; Andronie *et al.*, 2010; Baxter *et al.*, 2011, Bench *et al.*, 2013; Alonso, 2015). De igual forma, en nueve entidades de los Estados Unidos, se han creado legislaciones que limitan el uso de jaulas durante esta etapa fisiológica. En Canadá, el alojamiento permanente en jaulas de gestación será eliminado para el año 2024, mientras que en Sudáfrica se está considerando la restricción de su uso para el año 2020 (Baxter *et al.*, 2011; Alonso, 2015). Por su parte Smithfield Foods, una de las más grandes empresas de producción porcina a nivel mundial, anunció en el 2007, que para el año 2017 todas las cerdas gestantes de sus compañías en Estados Unidos, serían alojadas en corrales grupales (Bench *et al.*, 2013; Alonso, 2015); a principios del año 2018 se anunció que el área de gestación de todas sus granjas son libres de jaula (Sauers, 2018). Así mismo la empresa BRF, el mayor productor de carne en Brasil, anunció en el 2014 que todas sus granjas y las contratadas por ellos, deberán eliminar el uso continuo de las jaulas de gestación, para finalizar su transición a corrales grupales hacia el año 2026 (Ecoticias, 2014; Alonso, 2015). En México, en Julio del 2014, se dio inicio la campaña "Déjalas mover", que pide el desuso del confinamiento en jaulas para cerdas gestantes y gallinas de postura (Humane Society International, 2014; Alonso, 2015). Humane Society International (2015), también lanzó la campaña llamada *Lunes sin carne*, donde se invita a la población mexicana a evitar el consumo de carne una vez a la semana, utilizando como argumentos: el impacto ambiental que tiene la producción ganadera y las condiciones de bienestar en las que son criados los animales destinado para consumo humano.

A su vez, grandes compañías de la industria del servicio de comida rápida en Estados Unidos como Mc Donald's, Burguer King, Wendy´s y Subway, distribuidores y minoristas, han mostrado interés por adquirir carne proveniente de producciones donde no se tienen enjauladas a las cerdas (Figura 2.4) (Martin, 2007; Tonsor *et al.*, 2009; Quinn, 2012; Kehoe J, 2012; Alonso2015; AVMA, 2015).

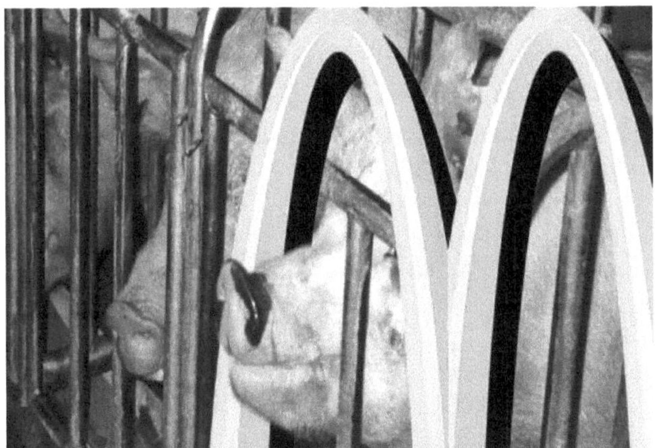

Figura 2.4. Interés por parte de la industria de la comida rápida.
http://www.web2carz.com/lifestyle/food/1057/mcdonalds-we-wont-be-using-factory-farms

En México, grupo Toks, una de las más importantes empresas restauranteras con 226 establecimientos en el país (Toks, Panda Express, Cup Stop, Restaurantes California y Beer Factory) anunció en agosto del 2016 que se abastecerá únicamente de huevo y carne de cerdo que provengan de producciones donde no se utilicen jaulas para el alojamiento de los animales en cuestión; concluirán esta transición para el año 2022 (Humane Society International, 2016).

Es por esto, que al realizar el diseño de las instalaciones se debe tomar en cuenta las necesidades de las cerdas, cumpliendo con las "Cinco Libertades", así como las demandas del productor y las del medio ambiente. Una vez que se conocen éstas, se establecen criterios de productividad, mano de obra, gestión, bienestar, salud, y costos de inversión (den Hartog *et al.*, 1993).

En la producción porcina existen diferentes tipos de alojamientos para cerdas reproductoras; en general, se pueden dividir en jaulas individuales y corrales grupales (Figura 2.5). Los resultados en el bienestar no dependen solo de la interacción cerda-alojamiento, sino que incluyen muchos otros factores como: las técnicas de manejo, la genética, las experiencias previas de la cerda, el tipo de piso, la presencia o ausencia de cama, la alimentación, y el clima (McGlone y Salak-Johnson, 2008; AVMA, 2015).

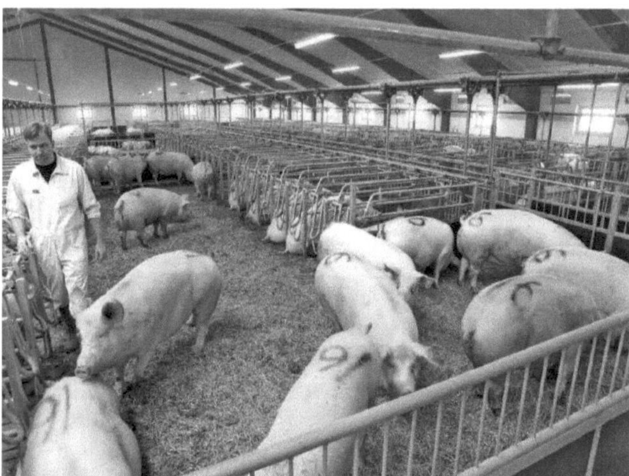

Figura 2.5. Gestación grupal. https://razasporcinas.com/uso-de-marcadores-moleculares-en-mejora-genetica-porcina/

La nave de Servicios y Gestación alberga tanto a las cerdas jóvenes como a cerdas multíparas. Tradicionalmente las cerdas son alojadas en jaulas individuales, sin embargo existe un amplio abanico de posibilidades para realizar el manejo durante esta etapa, entre los cuales se encuentran los grupos dinámicos y grupos estáticos, ambos deben ser homogéneos, ya sea en grupos pequeños (de 4 a 12 cerdas) o grandes (hasta cientos de cerdas) (Manteca y Gasa, 2005; Forcada, 2009; Huerta y Gasa, 2010; Plyum *et al.*, 2011).

Las cerdas que son alimentadas y alojadas bajo sistemas alternativos, y que al realizar la limpieza de sus instalaciones no se usa agua, manifiestan una productividad similar a aquellas alimentadas con dietas tradicionales y alojadas en instalaciones con menos espacio por animal, con la ventaja de que las primeras se encuentran en condiciones más confortables, y con mayor bienestar y menor consumo de recursos hídricos (Brumm *et al.*, 1997; Gentry *et al.*, 2002; Honeyman y Harmon, 2003; Sulbarán *et al.*, 2007; Areque *et al.*, 2012)(Figura 2.6).

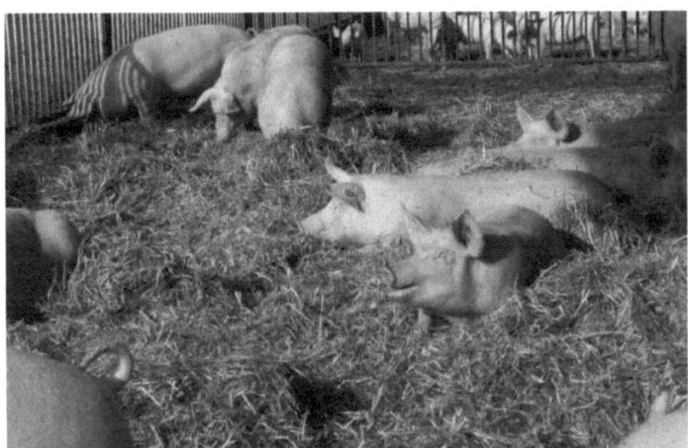

Figura 2.6. Gestación grupal en cama profunda. Razas Porcinas.: https://razasporcinas.com/caracterizacion-de-granjas-de-produccion-porcina-en-cama-profunda-a-pequena-escala/

2. Operación de Gestaciones Grupales

En el diseño de instalaciones para gestaciones grupales, se deben considerar los siguientes componentes: número de cerdas por grupo, espacio vital por cerda, tamaño y forma del alojamiento, tipo de cama, sustrato, tipo y zona de alimentación, el manejo del grupo, el control del clima y la ventilación; así como la designación de zonas para orinar, defecar y descansar (Levis y Connor, 2013).

El manejo que se decida dar a la piara reproductora, tiene un impacto importante sobre el bienestar; éste proporcionará diferentes opciones en el entorno social, que promuevan la correcta relación entre las hembras (Edwards, 1998; Strawford *et al.*, 2008).

Para el correcto diseño de las instalaciones para albergar gestaciones grupales, se deben de tomar en cuenta diversos puntos; los cuales se describirán a continuación.

2.1 División del área de servicios y gestación, bajo sistemas grupales.

a. Cubrición: aquí se realiza la detección de celos, inseminación o monta y confirmación de la gestación. La cubrición puede suceder exclusivamente en jaula y existen dos modalidades para manejar a la cerdas en esta etapa:
   - Servir y soltar: Este manejo consiste en mantener en jaula a las cerdas, únicamente mientras se concluye el servicio (inseminación artificial), para posteriormente alojarlas en grupos.
   - El segundo tipo de manejo, mantiene a las cerdas de 4 (normativa europea) a 6 semanas en jaula.
b. Gestación grupal: Esta puede ser estática o dinámica, dependiendo del manejo que se les dé, lo cual se explica a continuación (Segundo y Martínez, 2012).

2.2 Grupos estáticos y dinámicos.

<u>Grupos estáticos.</u>

Este sistema de agrupación se caracteriza por presentar una mayor estabilidad social entre los animales que conforman el grupo, ya que una vez establecido, este será invariable durante todo el periodo de la gestación; es decir, no podrá incorporarse ninguna cerda nueva (Remience *et al.*, 2008; Segundo y Martínez, 2012; Bench *et al.*, 2013; Bates *et al.*, 2015; Ferry *et al.*, 2015). Las cerdas que conforman inicialmente el grupo, serán las mismas que se lleven a parir (ANPROGAPOR, 2012; Caballer, 2016).

Los grupos estáticos pequeños (entre 4 y 12 cerdas), suelen ser más homogéneos y fáciles de manejar, en cuanto a alimentación, vacunación, aplicación de tratamientos, etc.; pero tienen un mayor costo por concepto de instalaciones. Por el contrario, los grupos grandes reducen los costos de las instalaciones, pero requieren mayor mano de obra y mejor capacitada, para las diferentes tareas del área (Manteca y Gasa, 2005).

Si alguna cerda repite celo, se enferma o lesiona, es retirada del grupo; sin embargo, este espacio no puede ser ocupado por otra hembra, con lo que se proporciona mayor espacio a las cerdas restantes, y el uso de las instalaciones se vuelve menos eficiente (Bates *et al.*, 2015). La descripción del sistema de manejo se encuentra en la Figura 2.7.

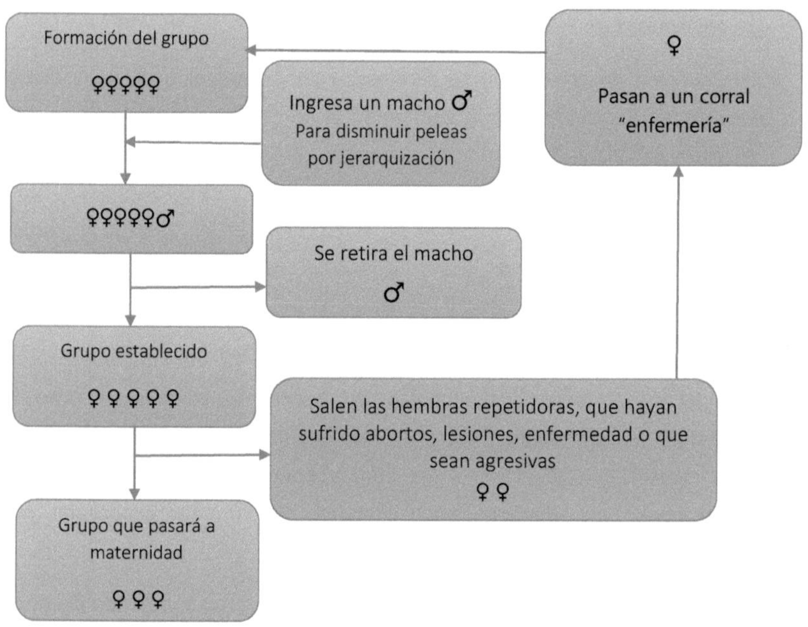

Figura 2.7. Manejo de los Grupos Estáticos. Morales-Ramírez, 2018.

<u>Grupos dinámicos.</u>

En este sistema, el grupo cambia su conformación a intervalos regulares, que corresponden al tiempo en semanas de la banda previamente establecida; cada una, dos, tres o hasta cinco semanas, se integran nuevas cerdas que han alcanzado la cuarta, quinta o sexta semana de gestación, en tanto que otras pasan a la sala de maternidad (Durrell *et al.*, 2002; Rhodes *et al.*, 2005; Manteca y Gasa, 2005; Remience *et al.*, 2008; ANPROGAPOR, 2012; Lee y Li, 2013; Levis y

Connor, 2013). Por lo tanto, estos grupos están conformados por cerdas en diferentes estados de gestación (Grupo de Gestión Porcina, 2012; Segundo y Martínez, 2012; Caballer, 2016).

El sistema permite la formación de grupos más grandes (Bartussek *et al.*, 2000; Remience *et al.*, 2008), que van desde 40 cerdas hasta cientos de ellas (Bates *et al.*, 2015; Ferry *et al.*, 2015), lo que proporciona un ambiente físico y social más estimulante (Durrell *et al.*, 2002; Remience *et al.*, 2008). Cabe señalar que en este tipo de grupos, mientras más animales lo integran, los encuentros agonísticos son menores, y cuando se integren cerdas primerizas a este tipo de grupos, éstas deben alcanzar por lo menos los 130 Kg (Caballer, 2016).

La forma de realizar el manejo de las cerdas en los grupos dinámicos, se describe en la figura 2.8.

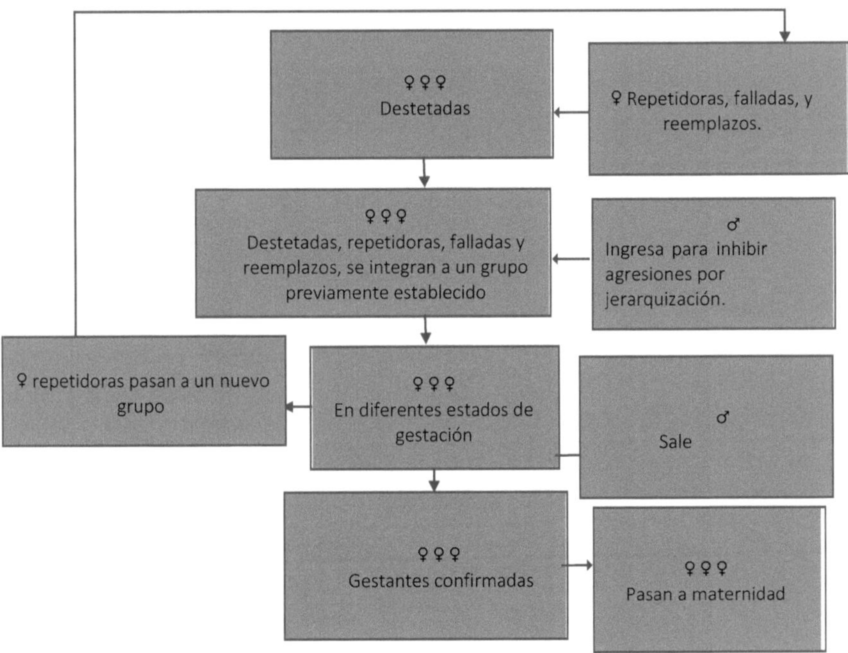

Figura 2.8. Manejo de los Grupos Dinámicos. Morales-Ramírez, 2018.

Algunas de las recomendaciones que diferentes autores mecionan son las siguientes: en grupos que se encuentran entre la primera y tercera semana de gestación no se recomienda mezclar compañeras nuevas. Posterior a estas tres semanas, es pertinente integrar a otras. Varios autores recomiendan que la cantidad de hembras que se ingresen debe representar más del 20% del total que conformaba el grupo original, para así reducir las peleas (Bates y Ferry, 2013; Ferry *et al.*, 2015). Por otra parte Segundo y Martínez (2012) sugieren un mínimo de 10 a 15 cerdas, las cuales formarán subgrupos con horarios de alimentación similares y descansarán en conjunto. Idealmente, el ingreso de más hembras al grupo, no debe ocurrir más de una vez cada 5 semanas (Strawford *et al.*, 2008; Bates y Ferry, 2013; Ferry *et al.*, 2015) Si éstos se manejan de forma adecuada, resultan mejor que los grupos estáticos; además se pueden hacer subgrupos dependiendo del tamaño de las cerdas (Caballer, 2016).

El problema con este sistema, estriba en que se volverán a presentar conductas agresivas o agonísticas, cada vez que se integren cerdas nuevas al grupo; por lo que estos sistemas deben ser planeados utilizando el mayor espacio vital posible (Lee y Li, 2013; Gonyou *et al.*, 2013) (Cuadro 2.1).

Cuadro 2.1. Ventajas y desventajas de los grupos estáticos y dinámicos.

Tipo de Grupo	Ventajas	Desventajas
Estáticos	Jerarquías más estables (menos encuentros agonistas)	Mayor costo de instalaciones (uso menos eficiente)
	Mayor fertilidad y productividad	
	Estados de gestación similares o iguales	
	Fácil manejo (alimentación,	

	vacunación, etc.)	
Dinámicos	Ambiente físico y social más estimulante	Mayor cantidad de encuentros agonistas durante la mezcla.

Compilado y Adapatado de: Durrell *et al.*, 2002; Manteca y Gasa, 2005; Remience *et al.*, 2008; Grupo de Gestión Porcina, 2012; Montero *et al.*, 2015; Bates *et al.*, 2015.

Tanto los grupos dinámicos como los estáticos, con un adecuado manejo, pueden ser muy efectivos en cuanto a bienestar y productividad se refiere (Strawford *et al.*, 2008; Bench *et al.*, 2013). Por lo tanto, ambos sistemas pueden llegar a ser igual de exitosos (Bench *et al.*, 2013).

A su vez, los grupos anteriormente descritos se pueden clasificar con base en la edad de la cerda en:

- Grupos mixtos: están conformados por cerdas nulíparas y multíparas.
- Grupos simples: estos se forman, ya sea con cerdas nulíparas o bien con cerdas multíparas. Aquí podemos observar menos problemas por jerarquización (ANPROGAPOR, 2012; Caballer, 2016).

2.3 Formación de los grupos dinámicos y estáticos.

Las cerdas jóvenes y las adultas se alojan en corrales separados, ya que las primeras suelen ser más sumisas, y no pueden acceder a los recursos -alimento o espacio para descansar- de la misma forma que las adultas o dominantes. Una excepción corresponde al sistema de alimentación en jaulas de libre acceso, que permite la mezcla de adultas y jóvenes. (Pedersen, 2007). Por ello es recomendable contar con al menos un grupo para nulíparas y primerizas, y otro u otros para el resto de las cerdas (Segundo y Martínez, 2012). Como se mencionó anteriormente, los grupos generalmente se forman a partir de la cuarta o quinta semana post-servicio, tras el diagnóstico positivo de la gestación, a lo que se le conoce como agrupación tardía; para este momento la implantación ya se ha dado, pero aún no inicia la osificación, por lo que todavía es momento crítico para la viabilidad de los productos (ANPROGAPOR, 2012; Caballer, 2016) (Figura 2.9).

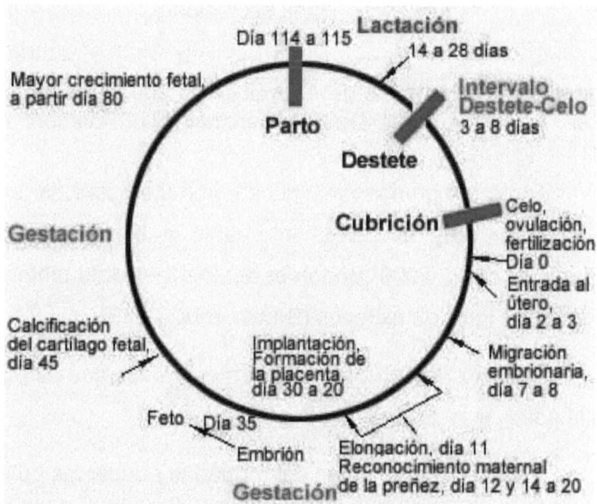

Figura 2.9. Ciclo reproductivo de la cerda
https://www.3tres3.com/articulos/periodos-criticos-durante-el-ciclo-reproductivo-de-las-cerdas_38/

También se puede realizar la agrupación antes de la cubrición (Manteca y Gasa, 2005), inmediatamente después de ésta (ANPROGAPOR, 2012; Caballer, 2016), o a los cuatro días post-servicio, como se realiza en Holanda (Grupo de Gestión Porcina, 2012). Otra opción para realizar el agrupamiento, es con cerdas recién destetadas, lo que se conoce como agrupación temprana; este manejo reduce al mínimo los encuentros agonistas y deja en desuso las jaulas tradicionales, sin embargo, se aumenta el tamaño de la nave de servicios y gestación (National Sow Housing Convertion Project, 2015). Segundo y Martínez proponen que la agrupación se realice terminado el servicio o bien a las seis semanas de gestación, ya que han notado que al agruparlas a las cuatro semanas de gestación, como la normatividad europea lo indica, reduce la fertilidad; también mencionan que mezclar cerdas entre el día tres y 25 de gestación, aumenta el riego de pérdidas embrionarias (Segundo y Martínez, 2012). Los diferentes tiempos de agrupación generan diferentes resultados en la productividad de las cerdas (Cuadro 2.2).

Cuadro 2.2. Características de producción de cerdas en tres tratamientos diferentes de agrupamiento: Agrupación Tardía (AT), Pre-socialización (PS), Agrupración Temprana (ATe).

Variable	Ate	PS	AT
Porcentaje de concepción (%)	97.62	94.05	86.9
Nacidos totales	15.16	15.63	14.47
Nacidos vivos	13.66	13.27	13.18
Nacidos muertos	0.95	1.54	1.58
Momias	0.47	0.44	0.53

Tomado de: National Sow Housing Convertion Project, 2015.

Igualmente, Kirkwood y Zanella (2005), evaluaron el efecto que tiene el día de la agrupación sobre la fertilidad; observando los siguientes resultados (Cuadro 2.3).

Cuadro 2.3. Efectos del día de agrupación sobre la fertilidad de las hembras, en gestaciones grupales. Los resultados con a y b difirieron significativamente (*P<* 0.5)

Día de agrupación Post-servicio	Tasa de parición	Tamaño de la camada (Total)
2	86.0 % (47/50)[a]	11.1 ± 0.6
7	81.6% (40/49)	11.2 ± 0.6
14	69.8% (37/53)[b]	11.9 ± 0.6
21	75.5% (40/53)	11.8 ± 0.6
28	76.0% (38/50)	11.3 ± 0.6

Adaptado de: Kirkwood y Zanella, 2005; Spoolder *et al.*, 2009.

El cuadro 2.2 resume los resultados obtenidos en la productividad de las cerdas agrupadas bajo los diferentes sistemas mencionados. El cuadro 2.3 compara los efectos del día de agrupación. Ambos estudios coinciden en que hay una menor pérdida de embriones y por lo tanto mejores resultados, al realizar la agrupación de forma temprana –de dos a siete días post-servicio-.

Una vez que se decide la semana de gestación en la que las cerdas serán agrupadas, se debe establecer cuál es el mejor momento para hacerlo; la Asociación Nacional de Productores de Ganado Porcino (ANPROGAPOR, 2012) de Madrid, España, propone lo siguiente:

- Comenzar el movimiento de las cerdas en la tarde-noche, de una a tres horas después de la ingesta del alimento administrado en la tarde, para este momento las cerdas estarán más tranquilas. Así se reduce la afección en el bienestar, en el supuesto de que éstas al día siguiente no tengan acceso al alimento debido a los problemas jerárquicos esperados.

- De no ser posible la agrupación en la tarde-noche, se puede realizar de dos a tres horas después de la ingesta del alimento que es proporcionado en la mañana. Las cerdas están algo tranquilas, y se puede aprovechar la jornada laboral para observar el comportamiento de los animales recién mezcladas (Figura 2.10).

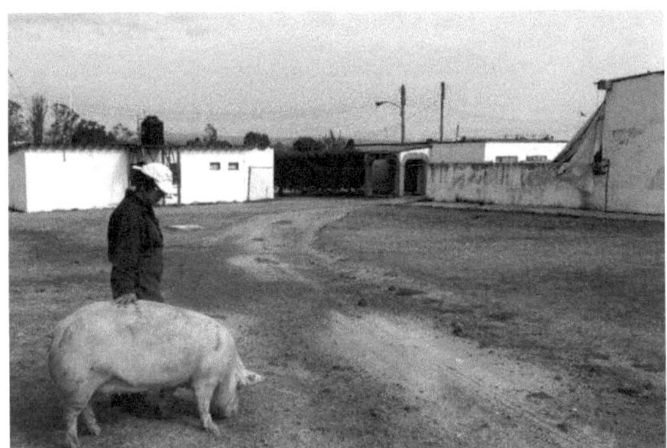

Figura 2.10. Moviendo cerda. Cortesía de: Pasante de MVZ. Juliette García Guerra.

El manejo de las cerdas en las gestaciones grupales se realiza de manera colectiva, no individual. El éxito de este tipo de tecnologías radica en cómo, cuándo y con qué animales se conforman los grupos, y del sistema de alimentación que se elija (Caballer, 2016).

2.4 Espacio vital.

El espacio vital es la base para diseñar un alojamiento adecuado, pues este punto debe ser estimado de manera precisa, incluyendo la superficie para acostarse, cambiar de posición, defecar y orinar, para lo cual puede aplicarse la siguiente fórmula:

A= $KW^{0.66}$, donde A es el área en metros cuadrados, K es una constante (0.047), y W es el peso de la cerda en kilogramos (Gonyou *et al.*, 2013; Li, 2016).

Ej. Cerda de 200 Kg

$A= 0.047\ (200^{0.66})= 1.55\ m^2$

Sin embargo, es muy importante tomar en cuenta que en los corrales grupales se requiere dar más espacio para que las cerdas tengan la posibilidad de huir y resguardarse de las dominantes. Por lo que se ha establecido un área de 2.25 m^2 por cerda adulta, con 1.3 m^2 de piso sólido para echarse, y 1.64 m^2 por cerda joven con 0.95 m^2 de área sólida para el descanso (Manteca y Gasa, 2005; Remience *et al.*, 2008; Dir. 2008/120 Euratom del Consejo de 18 de diciembre del 2008; Li, 2016; Caballer, 2016). Si el grupo es menor a seis individuos, se le aumentará 10% al espacio vital sugerido, y en caso de tener un grupo mayor a 40 cerdas, se puede disminuir un 10% (Dir. 2008/120 Euratom del Consejo de 18 de diciembre del 2008; Grupo Gestión Porcina, 2012; Lee y Li, 2013; Gonyou *et al.*, 2013; Caballer, 2016) (Cuadro 2.4).

No más del 15% del área firme será destinada para las aberturas del desagüe (Dir. 2008/120 Euratom del Consejo de 18 de diciembre del 2008; Grupo de Gestión Porcina, 2012); si se utiliza emparrillado, éste debe de tener un ancho en las aberturas de 20 mm, mientras que la superficie de las viguetas tendrán un anchura de 80 mm (Dir. 2008/120 Euratom del Consejo de 18 de diciembre del 2008).

Cuadro 2.4. Espacio vital: Comparación entre las instalaciones tradicionales y las alternativas.

	Instalaciones Tradicionales		*Instalaciones alternativas*	
	Joven	*Adulta*	*Joven*	*Adulta*
	m^2/cerda	m^2/cerda	m^2/cerda	m^2/cerda
Espacio vital	1.3	1.3	2.6	3.55
Grupos > 40 cerdas	NA	NA	2.34	3.20
Grupo < a 6 cerdas	NA	NA	2.86	3.90

NA: No Aplica. Morales-Ramírez, 2018.

Las medidas del ancho de los corrales de las cerdas gestantes deben tener como mínimo 2.8 m; y en caso de alojar seis o menos cerdas en un corral, esta medida puede modificarse a 2.4 m de frente (Manteca y Gasa, 2005; Dir.2008/120 Euratum del Consejo de 18 de diciembre del 2008; Grupo de Gestión Porcina, 2012); mientras que, de largo debe tener un mínimo de 4 m, cumpliendo de esta manera, con la distancia de huida de las cerdas (Pedersen, 2004; Herradora y Morales, 2015).

Dependiendo del sistema de alimentación que se utilice, el espacio vital se debe modificar (Bench *et al.*, 2013); sin embargo, en la práctica se ha visto que es complicado mantener los lotes o bandas de forma homogénea, por lo que al realizar el diseño de las instalaciones, los espacios deberán ser considerados como si todas las cerdas que se van a alojar en ellas, fueran adultas (Grupo de Gestión Porcina, 2012).

Al realizar el diseño de las instalaciones, no sólo se debe considerar la capacidad del alojamiento, sino también el tipo de cerdas que serán alojadas, el comportamiento y el bienestar de las mismas (Li, 2016).

Salak-Johnson *et.al.* (2007), encontraron un efecto generado por el espacio vital dado a las cerdas durante la gestación, sobre el número de lechones nacidos totales, nacidos vivos y destetados por camada (Cuadro 2.5).

Cuadro 2.5. Efecto sobre el tamaño de la camada, al alojar a cerdas con diferentes espacios vitales durante la gestación.

Espacio vital durante la gestación, m^2 / cerda			
	1.4	*2.3*	*3.3*	*Jaula*
Nacidos totales/ camada	12.4	12.0	14.2	11.1
Nacidos vivos/ camada	10.0	9.5	10.5	9.4
Destetados/ camada	8.6	8.1	8.8	8.7

Tomado de: Salak-Johnson *et al.*, 2007

Es importante no olvidar que en esta área de la granja se encuentran los sementales, que serán utilizados como celadores y a los cuales también se les debe brindar un ambiente que favorezca su bienestar, esto permitirá que su fin zootécnico sea alcanzado de manera satisfactoria. El alojamiento de los sementales debe prevenir lesiones para promover un temperamento dócil y una líbido en óptimas condiciones; por lo cual se deberán alojar de forma individual con un espacio vital mínimo de 8 m^2 (Montero *et al.*, 2015).

2.5 Zonas de los corrales que albergan gestaciones grupales.

Ya que se conoce el espacio requerido, se debe tomar en cuenta cómo se dividirá el alojamiento; estas *divisiones* son las zonas de los corrales.

En los corrales grupales se pueden distinguir tres zonas:

1. Zona de alimentación: como su nombre lo indica, aquí se establecen los sistemas de alimentación; pueden o no contar con bebederos
2. Zona de actividad o sucia: en ésta las cerdas defecan y orinan, y es aquí donde se instalan los bebederos. Es recomendable que cuente con emparrillado o con un adecuado declive (2-3%).
3. Zona de descanso: esta zona, como su nombre hace referencia, es para que las cerdas descansen, pero también para recreación. Aquí se pueden colocar sustrato o material para el enriquecimiento. Es recomendable contar con mamparas o separadores para permitir que las cerdas descansen en grupos pequeños y segregados; la disposición estas separaciones debe ser tal, que permita la conformación de corrales con el frente abierto, lo que permite que las cerdas se sientan cómodas y seguras mientras descansan. (Segundo y Martínez, 2012; Grupo de Gestión Porcina, 2012). Es importante que en la zona de descanso no se instalen los bebederos (Grupo de Gestión Porcina, 2012).

2.6 Sistemas de Alimentación.

La elección del sistema de alimentación, es el mayor reto en las gestaciones grupales; ya que se debe buscar que todas las cerdas tengan acceso al alimento y que reciban la ración que requieren en un día, evitando que las dominantes desplacen a otras (Andersen *et al.*, 1999; Chapinal *et al.*, 2010).

Existen diferentes tipos de manejos para la alimentación de las cerdas en gestaciones grupales, entre los que se encuentran: las jaulas de alimentación individuales, comederos electrónicos en estaciones de alimentación, alimentación en el suelo y caída lenta o goteo (Industry & investment NSW, 2010; Plyum *et al.*, 2011). Cada uno de estos sistemas provee un control diferente del consumo (Gonyou, 2013) tal y como se presenta en el cuadro 2.5.

Cuadro 2.6. Control del consumo de cada sistema de alimentación.

Tipo de consumo	*Sistema de alimentación*
Consumo medio del alimento	Alimentación en el suelo (Figura 2.11)
Mismo consumo para todas las hembras	Caída lenta o por goteo (Figura 2.12).
Consumo individualizado	- Comedero electrónicos - Jaulas de alimentación individuales o de libre acceso (Figura 2.13)

Adaptado de Chapinal *et al.*, 2010.

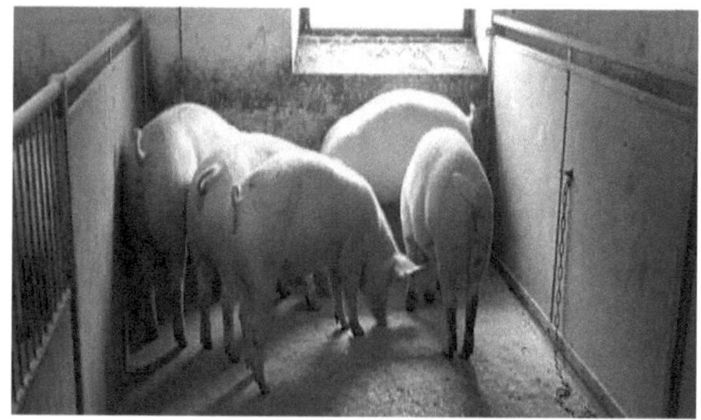

Figura 2.11. Corral con alimentación en suelo para 6 cerdas. Tomado de: https://www.pig333.com/articles/dimension-and-design-of-the-mating-and-control-unit_2184/.

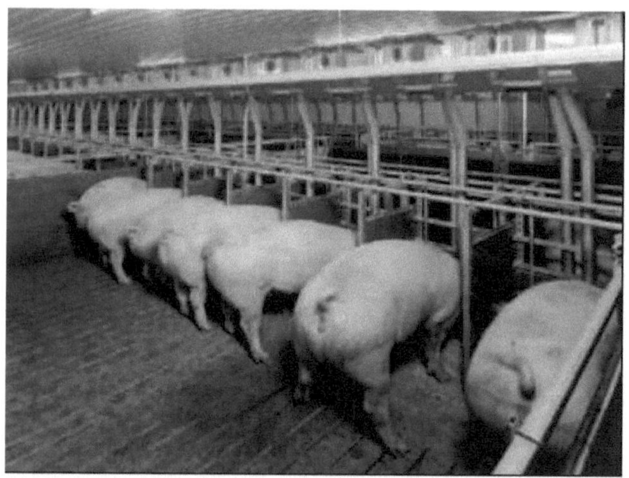

Figura 2.12. Sistema de caída lenta con separadores. Tomada de: Levis *et al.*, 2013.

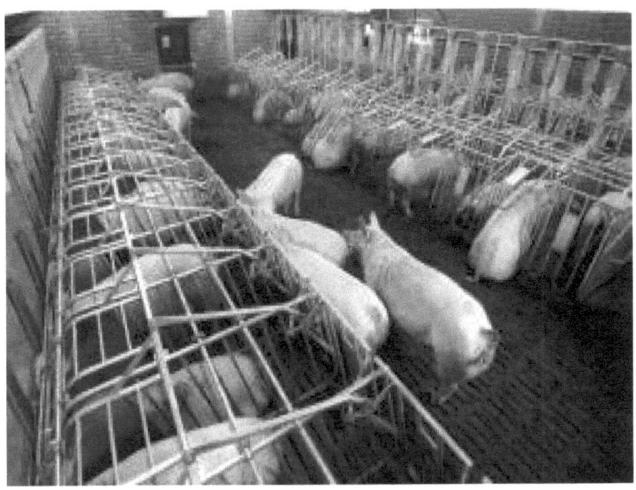

Figura 2.13. Jaulas de alimentación individuales con libre acceso. Tomada de: Western Hog Journal, 2011. Disponible en: http://www.prairieswine.com/individual-sow-feeding-stalls-offer-simple-but-effective-system/

A su vez, se pueden dividir en competitivos o no competitivos, con base al nivel de competencia que tienen las cerdas para acceder al alimento (Cuadro 2.6).

Cuadro 2.7. Sistemas de alimentación categorizados por su nivel de competitividad.

Competitividad	Sistema de alimentación
No competitivo	- Jaulas de alimentación individuales o de libre acceso - Comederos electrónicos (Figura 2.14).
Competitivo	- Alimentación en suelo (Figura 2.15). - Caída lenta o por goteo

Compilado y Adaptado de: Levis *et al.*, 2013; Lee y Li, 2013.

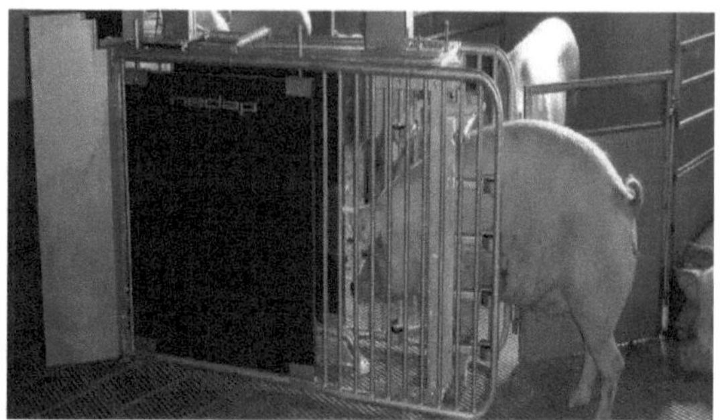

Figura 2.14 Estación de alimentación electrónica. Disponible en: http://www.acofunki.com/products/electronic-feeding/

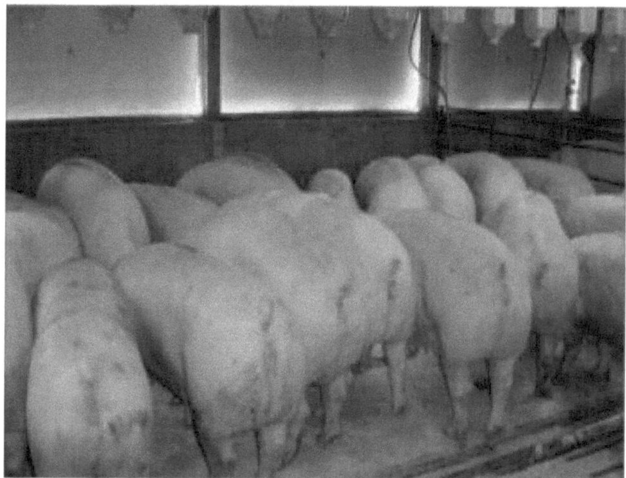

Figura 2.15. Gestación grupal con alimentación en suelo. Disponible en: http://www.thepigsite.com/articles/4770/group-sow-housing-decisions-to-consider/

En los sistemas no competitivos las cerdas están protegidas de sus compañeras, por lo que no tienen que competir por el alimento; esto les permite consumir lo que requieren diariamente. Por el contrario, los sistemas competitivos no proveen protección a las cerdas mientras consumen el alimento, y se pueden encontrar a cerdas dominantes que desplazan a las sumisas para consumir más alimento del que requieren (Lee y Li, 2013).

2.6.1. <u>Alimentación en el suelo</u>.

Este es el sistema más sencillo y se caracteriza por su bajo costo de inversión (Manteca y Gasa, 2005; Industry & investment NSW, 2010; Grupo de Gestión Porcina, 2012). Consiste en proporcionar el alimento directamente en el suelo (ANPROGAPOR, 2012), es recomendable emplearlo con grupos relativamente pequeños (Pedersen, 2004) con alrededor de 15 cerdas por corral (Manteca y Gasa, 2005; Industry & investment NSW, 2010). Tiene dos modalidades para su administración: en montoncitos distribuidos en puntos concretos del corral (*dump feeding*), o bien esparcido en una parte específica del mismo (*spin feeding*) (Manteca y Gasa, 2005); esto se puede llevar a cabo mediante dosificadores mecánicos o de forma manual. Con este tipo de alimentación, la separación entre cerdas no es posible (ANPROGAPOR, 2012).

Se recomienda para primíparas, en su caso se sugiere el uso del sistema de caída de partículas o caída lenta (*trikle feeding*) (Pedersen, 2004). De forma típica, este modelo para la alimentación de cerdas vacías y gestantes, se realiza en corrales donde dos tercios del corral son de concreto firme y el resto se encuentra emparrillado (Pedersen, 2004; Bates *et al.*, 2015).

El área de concreto firme debe tener al menos 3 m de ancho para evitar desperdicio de alimento (Pedersen, 2004; Grupo de Gestión Porcina, 2012) y contar con 2-3% de inclinación hacía el área emparrillada. Las paredes del corral tendrán una altura de 1.0 a 1.2 m, y éstas serán sólidas en el área de suelo firme para reducir la defecación, y abiertas en la parte emparrillada. El área emparrillada o con *slats* debe medir como mínimo 2.4 m de ancho; en esta área se colocará la puerta (Pedersen, 2004) y los bebederos, para evitar encharcamientos en el suelo firme (Pedersen, 2004; Bates *et al.*, 2015) (Figura 2.16).

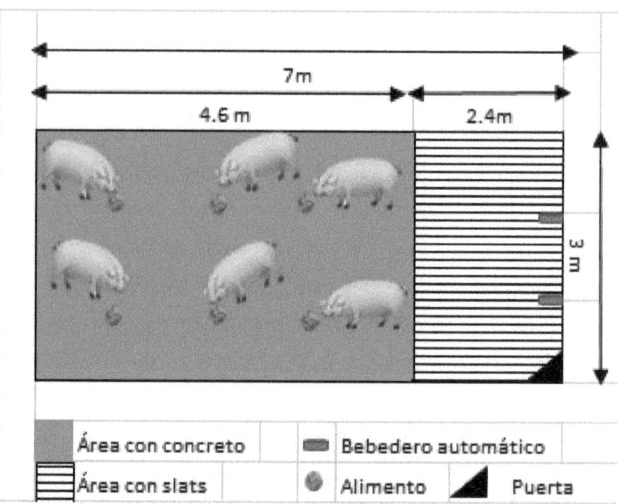

Figura 2.16. Corral tradicional para Alimentación en suelo; para seis hembras. Morales-Ramírez, 2018.

Cuando se suministra el alimento en este sistema, se puede esparcir por el piso o bien en montoncitos separados. Se debe procurar que el alimento quede al centro del área firme, o bien que no se coloque cerca de las paredes (Pedersen, 2004) (Cuadro 2.8).

Cuadro 2.8. Ventajas y desventajas de la alimentación en suelo.

Ventajas	*Desventajas*
Menor costo de inversión y mantenimiento	Menor control en el consumo de cada cerda (difícil detectar a las cerdas con problemas)
Sencillo de implementar	Grandes variaciones en la ganancia de peso
Evita el dominio del alimento (esparcido)	No se pueden dar raciones personalizadas, según las necesidades de cada cerda
Permite la alimentación simultánea de todas las cerdas en el corral	Peleas muy frecuentes, por competencia por el alimento
Amplia el tiempo dedicado a comer	Alto desperdicio de alimento
Fácil adaptación	Se requiere más mano de obra

Compilado y adaptado de: Pedersen, 2004; Manteca y Gasa, 2005; Industry & investment NSW, 2010; ANPROGAPOR, 2012; Grupo de Gestión Porcina, 2012.

2.6.2. Sistema de caída de partículas o caída lenta (*trickle feeding*):

Este es una versión modificada de la alimentación en suelo (Pedersen, 2004). Es uno de los sistemas más utilizados en las gestaciones grupales (Manteca y Gasa, 2005). Su principio consiste en proporcionar el alimento a una velocidad menor que la de ingesta (Manteca y Gasa, 2005; ANPROGAPOR, 2012; Bates *et al.*, 2015b). De esta manera se minimiza el robo de alimento (ANPROGAPOR, 2012) y a diferencia de la alimentación en piso, el alimento se suministra frente a cada cerda, por medio de una cinta transportadora o de un dispensador de tornillo sin fin (Pedersen, 2004). Se le proporciona la misma cantidad de alimento a todas las cerdas, al mismo tiempo (Chapinal *et al.*, 2010).

La velocidad de la caída del alimento se debe adaptar al rango de velocidad de consumo del grupo (Manteca y Gasa, 2005; Finestra y Lorente, 2009; Grupo de Gestión Porcina, 2012) que en general va de 77.1 g/min a 199.6 g/min (Manteca y Gasa, 2005; Bates *et al.*, 2015b) y el suministro de alimento suele durar de 15 a 30 minutos (Bates *et al.*, 2015b).

Para disminuir la competencia por el alimento, se puede sincronizar la cantidad y velocidad de caída del alimento que se proporciona, y colocar barreras parciales para separar a las cerdas, de esta manera el robo de alimento es más difícil (Chapinal *et al.,* 2010; Bench *et al.*, 2013). Se debe considerar un espacio mínimo para comer, de 60 x 80 x 80 cm (Finestra y Lorente, 2009). En caso de utilizar separadores cortos o *cacheteros*, estos deben medir de 1.0 a 1.5 m (Grupo de Gestión Porcina, 2012) (Figura 2.17).

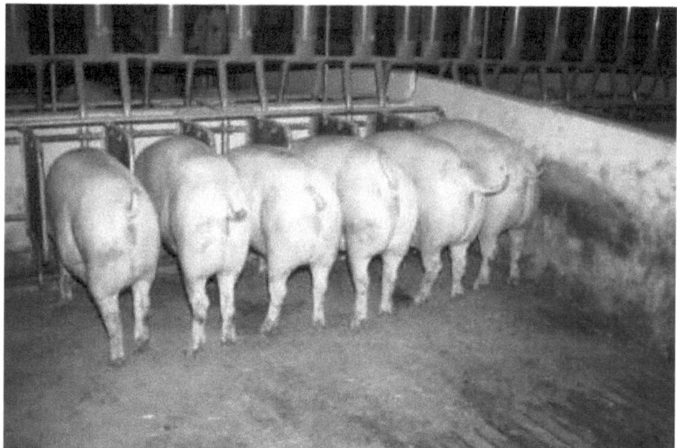

Figura 2.17. Cerdas alimentadas por medio de alimentación a caída lenta, con protecciones o "cacheteros". Disponible en: https://www.3tres3.com/articulos/alojamiento-de-cerdas-en-grupo-ii-alimentacion-en-suelo-y-alimentac_889/

Este sistema se puede implementar con grupos pequeños (ANPROGAPOR, 2012), que pueden ir de 5 a 15 integrantes (Manteca y Gasa, 2005; Finestra y Lorente, 2009; Bates *et al.*, 2015b) (Cuadro 2.9)

Cuadro 2.9. Ventajas y desventajas de la alimentación en caída lenta.

Ventajas	Desventajas
Bajo costo de inversión	Poco control individual de alimentación
Ofrece a todos los animales la misma cantidad de alimento	Sólo para grupos pequeños
Mantiene ocupadas a las cerdas más voraces y permite que las demás terminen su ración	Leve competencia por el alimento
Menor desperdicio de alimento	Las cerdas que coman más rápido que la velocidad a la que cae el alimento, pueden sufrir de estrés
Fácil adaptación a granjas actuales	No se adapta en grupos dinámicos
Las cerdas se adaptan fácilmente	Es difícil definir la velocidad de caída

Compilado y Adaptado de: Pedersen, 2004; Manteca y Gasa, 2005; Industry & investment NSW, 2010; ANPROGAPOR, 2012; Grupo de Gestión Porcina, 2012.

2.6.3. Jaulas de libre acceso o de auto-captura:

Este sistema de alimentación puede ser implementado tanto en grupos dinámicos como en grupos estáticos. Con éstas se mantiene el manejo cotidiano en jaulas de gestación; con la diferencia de que el bienestar se ve mejorado. Las jaulas son dispuestas en una o más filas, con un espacio común, en donde las hembras pueden interactuar y descansar. Con este tipo de instalaciones, las reproductoras pueden decidir el descansar dentro de una jaula o bien en el área común (Martínez, 2015; Bates *et al.*, 2015c).

Cuando el alimento es servido, las cerdas pueden ingresar voluntariamente a las jaulas, a través de la puerta móvil, brindando protección a las cerdas más lentas, de aquellas dominantes o de las que consumen el alimento vorazmente. El mecanismo consiste en una puerta pendulante que se cierra cuando la cerda ingresa y se abre cuando se hace hacia atrás, como se muestra en la figura 2.18 (Grupo de Gestión Porcina, 2012; Martínez, 2015; Bates *et al.*, 2015c). Las dimensiones de las jaulas son: 0.6 m de ancho por 2.2 m de largo (Martínez, 2015b).

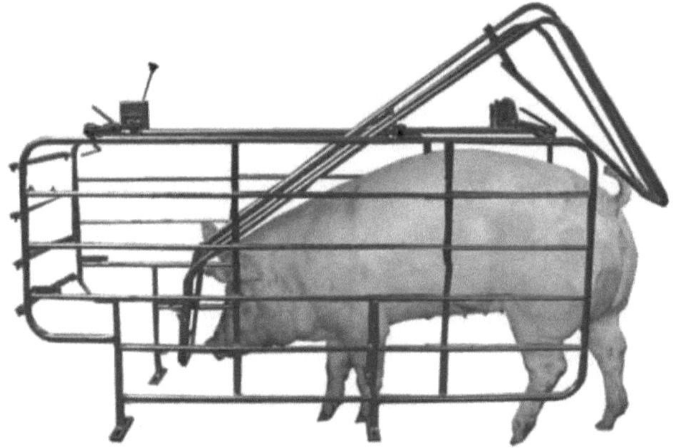

Figura 2.18. Jaula de libre acceso o autocaptura. Tomada de: Grupo Gestión Porcina, 2012.

Dentro de las jaulas las cerdas tienen la oportunidad de consumir alimento y agua, resguardarse de cerdas agresivas, descansar, tener tratamiento para lesiones y enfermedad, aplicación de vacunas y desparasitación, y recibir un adecuado monitoreo de la gestación o correcta revisión del estro (Bates *et al.*, 2015c). Los trabajadores pueden bloquear las jaulas para realizar el manejo individual de las cerdas (Grupo de Gestión Porcina, 2012; Bates *et al.*, 2015c), por lo que éste sistema provee protección sin retención forzada (Grupo de Gestión Porcina, 2012).

El sistema engloba tres zonas: 1) zona con cama, donde las cerdas descansan e interactúan con el medio o entre sí; 2) zona con emparrillado o piso de concreto con o sin cama, que corresponde a la zona sucia; y 3) zona con las jaulas de libre acceso (Peete, 2009).

Los corrales con alimentación en jaulas de libre acceso, tienen tres formas de diseño:

- en "I": hay un espacio común entre dos hileras de jaulas (Bates *et al.*, 2015 c) (Figura 2.19).

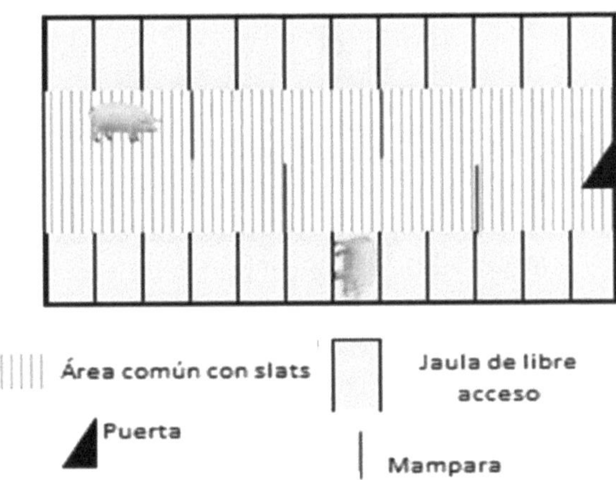

Figura 2.19. Corral con jaulas de libre acceso, en disposición de I. Morales-Ramírez, 2018.

- en "T": se extiende el corral al final de la fila de jaulas, dando una forma de *T* que proporcionará un espacio común extra (Bates *et al.*, 2015 c) (Figura 2.20).

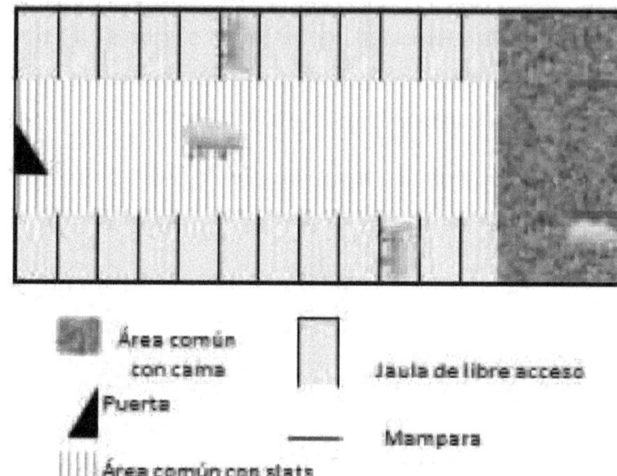

Figura 2.20. Corral con jaulas de libre acceso, en disposición de T. Morales-Ramírez, 2018.

- en "L": se extiende el corral al final de la fila de jaulas, dando una forma de *L* que proporcionará un espacio común extra (Bates *et al.,* 2015c) (Figura 2.21).

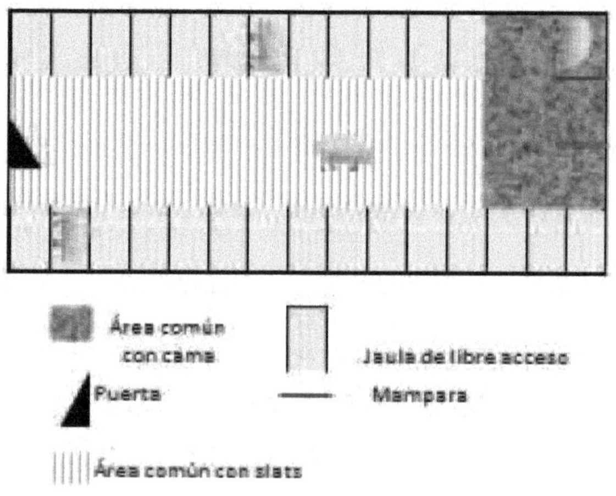

Figura 2.21. Corral con jaulas de libre acceso, en disposición de L. Morales-Ramírez, 2018.

Se sugiere el uso de mamparas en el área común, para que las cerdas puedan resguardarse y formar subgrupos (Martínez, 2015); y se recomienda que el espacio entre la fila de jaulas tenga un mínimo de 3 m de ancho (Levis *et al.*, 2013) (Cuadro 2.10).

Cuadro 2.10. Ventajas y desventajas de la alimentación en jaulas de libre acceso.

Ventajas	*Desventajas*
Control del consumo	Ocupa más espacio en el corral
Menor desperdicio del alimento	Puede elevar los costos por instalación
Disminuye la dominancia del alimento	La alimentación no es personalizada
Les da protección a las cerdas para descansar y alimentarse	
Se pueden realizar manejos sanitarios y de control de la gestación en su interior	
Se pueden adaptar las jaulas tradicionales	

Compilado y tomado de: Martínez, 2015; Bates et al., 2015c; Grupo de gestión porcina, 2012

2.6.4. <u>Comederos electrónicos o ESF:</u>

Este sistema es ampliamente conocido como ESF por sus siglas en inglés (*Electronic Sow Feeding*), y es el que más se ha estudiado. Consiste en una estación de alimentación, para cada 20 a 70 cerdas (Manteca y Gasa, 2005; Grupo de Gestión Porcina, 2012). La estación es controlada por un sistema computarizado que identifica a cada cerda por medio de un arete con identificadores de radiofrecuencia; esto permite reconocer a la cerda que ingresa y así poderle proporcionar una ración individualizada (Manteca y Gasa, 2005; Ferry *et al.*, 2015) (Figura 2.22). Una vez que una cerda ingresa a la estación de alimentación, ésta se cierra para protegerla de sus compañeras; posteriormente se le suministra el alimento.

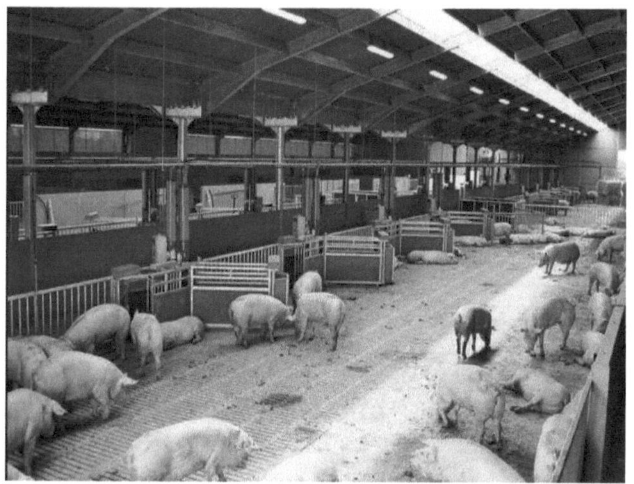

Figura 2.22. Comederos electrónicos. Disponible en:
http://www.choretimehog.com/products.php?product_id=501

Si la cerda no termina la ración que se le sirvió, puede regresar más tarde a consumir el resto de la porción que debe ingerir en un día (Manteca y Gasa, 2005; Ferry *et al.*, 2015). Una de las bondades de este sistema, es que se puede identificar fácilmente a las reproductoras que no están comiendo adecuadamente y así diagnosticar posibles problemas patológicos (Manteca y Gasa, 2005). Este sistema puede ser utilizado tanto en grupos dinámicos como en estáticos (Segundo y Martínez, 2012; Ferry *et al.*, 2015).

La alimentación secuencial, en este tipo de comederos, causa frustración de la motivación del consumo en repetidas ocasiones, lo que incrementa el riesgo de agresión competitiva y se ve agravado por la facilitación social del consumo de alimento (Jensen *et al.*, 2000; Chapinal *et al.*, 2010); esta situación trae consigo el aumento de lesiones en la vulva por mordedura (Bench *et al.*, 2013).

La competencia por ingresar a las estaciones de alimentación provoca agresiones y estrés, esto es independiente al manejo del grupo (estático o dinámico) y el estatus jerárquico de las cerdas (Bench *et al.*, 2013) (Cuadro 2.11).

Cuadro 2.11. Ventajas y desventajas del la alimentación en ESF.

Ventajas	Desventajas
Control del consumo del pienso	Se requiere equipo costoso y personal especializado
Menor desperdicio del alimento	Las dominantes pueden bloquear el acceso a la estación
Ocupa menos espacio en el corral	No disminuye las peleas (agresión competitiva)

Compilado y adaptado de: Pedersen, 2004; Manteca y Gasa, 2005; Industry & investment NSW, 2010; ANPROGAPOR, 2012; Grupo de Gestión Porcina, 2012.

Buckus *et al.* (1997) compararon los parámetros productivos de cerdas bajo cuatro sistemas de alimentación diferentes, los sistemas utilizados fueron las jaulas tradicionales, jaulas de libre acceso, los comederos electrónicos y en caída lenta. Los resultados obtenidos fueron los siguientes (Cuadro 2.12):

Cuadro 2.12. Desempeño productivo de hembras alojadas bajo cuatros sistemas diferentes de alimentación: Jaulas Tradicionales (JT), Jaulas de Libre Acceso (JLA), Comederos Electrónicos (CE) y Caída Lenta (CL).

	JT	*JLA*	*CE*	*CL*
Intervalo destete-servicio (días)	6.6	6.2	7.3	7.3
Porcentaje de no-retorno (%)	88.9	87.6	87.4	88.7
Nacidos vivos/camada	10.7	10.9	11.0	10.7
Destetados/hembra/año	22.1	22.5	22.1	22.2
Peso de la cerda al finalizar la gestación (Kg)	222	226	219	221
Grosor de la grasa dorsal al finalizar la gestación (mm)	18.0	19.3	20.8	18.9

Adaptado de: Buckus *et al.*, 1997.

Este estudio muestra que no hay una diferencia productiva significativa entre un sistema de alimentación y otro, lo cual es importante dado a que muchos productores tienen miedo a cmabiar a un sistema alternativo de producción por la creencia de que afectarán los parámetros productivos.

2.7. Comportamiento agonístico.

Una mínima actividad agonística entre las cerdas recién mezcladas no se puede eliminar, ya que al juntar cerdas desconocidas, se debe establecer una jerarquía de dominancia (Gonyou *et al.*, 2013; Li, 2016b).

La aparición de peleas se da sobre todo por dos causas: i) el ingreso de un nuevo individuo a un grupo ya establecido, y ii) espacio insuficiente en los comederos y en el área de descanso, lo que ocasiona que las cerdas compitan para acceder a dichos recursos (Manteca y Gasa, 2005).

Estos encuentros pueden disminuirse si el grupo se mantiene lo más estable posible y si se les proporciona sustrato para que las cerdas puedan ocuparse (Barnett *et al.*, 2001; Andronie *et al.*, 2010).

En caso de que se introduzcan cerdas nuevas a un grupo numeroso, es conveniente ingresar varios individuos a la vez; además se ha visto que en grupos grandes hay menos encuentros agonísticos que en grupos pequeños (Manteca y Gasa, 2005). También puede ser de utilidad, exponer a los animales a estímulos auditivos, olfativos y visuales, que provengan de las hembras que serán integradas (Manteca y Gasa, 2005).

Una buena estrategia para minimizar los enfrentamientos, es ingresando primero a un macho, y luego a las cerdas, así el interés por el macho será mayor que por el resto de los individuos (Caballer, 2016); o bien, se puede colocar una ventana entre corral y corral para permitir el contacto cerdas-macho (Herradora y Morales, 2015). Es importante que los corrales cuenten con materiales como mamparas o pacas de paja que pueden funcionar como barreras visuales, o vallas para que las cerdas puedan escapar y esconderse de las cerdas dominantes (Figura 2.23) (Barnett *et al.*, 2001; Manteca y Gasa, 2005; Andronie *et al.*, 2010; Herradora y Morales, 2015).

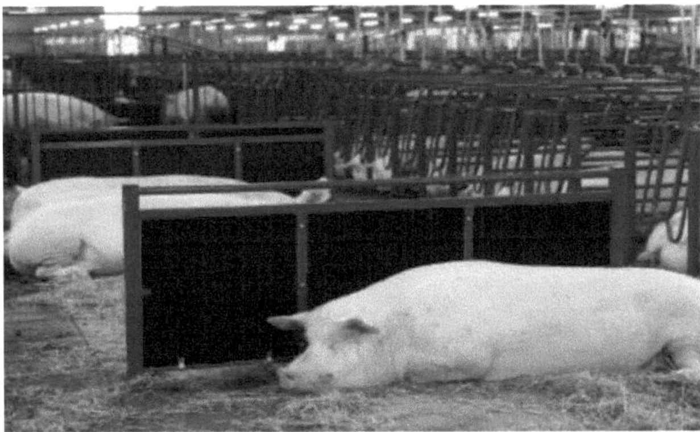

Figura 2.23. Alojamiento con jaulas de libre acceso y mamparas para protección de las cerdas. Tomada de: Martínez, 2015.

Strawford *et al.* (2008), evaluaron el comportamiento y cambios fisiológicos en gestaciones grupales bajo un sistema con comederos electrónicos; durante la evaluación del comportamiento agresivo, se identificaron más peleas en los grupos que son formados por cerdas mezcladas durante la pre-implantación, que en los grupos formados por hembras que ya tienen implantados a los productos durante la mezcla. Además, hallaron que las jóvenes se involucran en menos peleas, que las más viejas, las cuales son las que las inician la mayoría de las veces los encuentros.

Una vez establecida la jerarquía, las peleas tienden a disminuir en cantidad y severidad (Marchant-Forde, 2009).

2.8. Enfermería

Las hembras que son agresivas, que hayan sufrido alguna agresión, estén enfermas o lesionadas, deben ser separadas del grupo y pueden alojarse en corrales individuales o en grupos pequeños, los cuales deben permitir que dichos individuos giren fácilmente (Dir. 2008/120 Euratom del Consejo de 18 de diciembre del 2008; Grupo de Gestión Porcina, 2012). En Dinamarca han establecido un espacio en la enfermería de más de 3.5 m^2, con más de 0.95 m^2 de suelo firme para cerdas jóvenes y más de 1.3 m^2 de suelo firme para cerdas adultas (Grupo de Gestión Porcina, 2012). Preferentemente, estos corrales deben llevar cama, ya que las cerdas removidas pueden tener lesiones podales (Peet, 2011).

2.9. Cama profunda

Las gestaciones grupales con cama profunda mejoran el bienestar de las cerdas considerablemente; en este tipo de instalaciones, las cerdas tienen la oportunidad de manejar su microambiente; por ejemplo, si el individuo tiene frío este se echa en la cama, y si tiene calor se echa sobre el concreto. Además la cama permite que las cerdas hocen y consuman parte de ella, esto previene la presentación de estereotipias. También ayuda a prevenir agresiones dentro de los grupos, ya que las cerdas tienen en qué dirigir su atención (Honeyman *et al.,* 1998); así como la prevención de los problemas en aplomos (Subsecretaría de asuntos agrarios, 2015) (Figura 2.24).

La cama ofrece diferentes beneficios a las cerdas: regulación térmica, enriquecimiento ambiental, confort físico y saciedad (Lammers *et al.,* 2007)

Hill (2000) define cinco puntos que explican por qué la cama profunda resulta una buena alternativa para la crianza de cerdos (Cuadro 2.13) (Subsecretaria de Asuntos Agrarios, 2015):

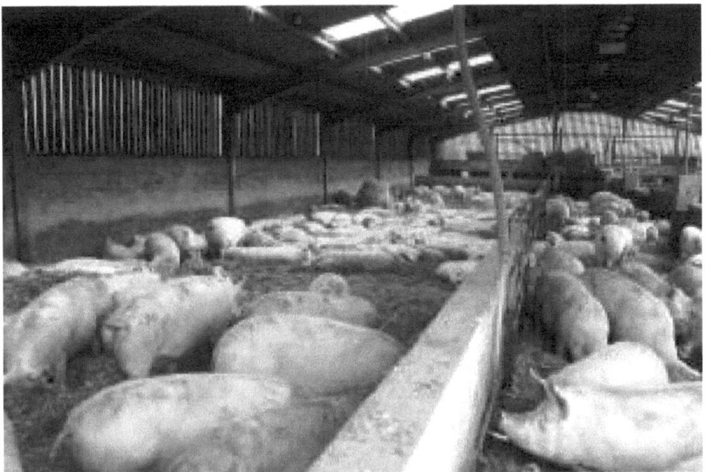

Figura 2.24. Gestación grupal con cama profunda en una galera dividida en dos corrales. Tomada de Peet, 2011.

Cuadro 2.13. Factores que posicionan a la cama profunda como una buena opción para la crianza de cerdos en todas sus etapas productivas.

a) Desempeño animal	Con un correcto manejo de la cama, no se encuentran diferencias significativas en los parámetros productivos con respecto al confinamiento tradicional.
b) Bienestar animal	Mejor comportamiento social, mayor confort ambiental, posibilidad de expresar conductas naturales.
c) Medio ambiente	Menor impacto ambiental al no haber desechos líquidos; permite el uso de la cama como composta o abono. Además se utiliza menos agua para el mantenimiento de las instalaciones y hay una menor población de moscas.
d) Valor del producto final	La carne proveniente de producciones bajo este tipo de sistemas tiene un precio superior.
e) Inversión inicial	Las instalaciones con cama profunda requieren menor inversión inicial.

Compilado y adaptado de: Hill, 2000; Subsecretaria de Asuntos Agrarios, 2015; Cruz y Almaguel, 2015.

2.9.1 Manejo de la cama

El manejo de la cama es crítico para el correcto funcionamiento de estos sistemas (Lammers *et al.*, 2007b). Lo más importante al implementar un alojamiento con cama profunda, es conocer la capacidad de absorción del sustrato (Cuadro 2.14) (Areque *et al.*, 2006).

Cuadro 2.14. Características de los diferentes materiales que se pueden utilizar para la cama profunda.

Material para cama	Características
Rastrojo de maíz	- Tipo de cama más usado - Excelente estructura y absorción - Se compacta fácilmente
Paja de trigo	- Muy buena estructura y textura - Muy absorbente
Rastrojo de soya	- Muy absorbente - Áspero
Cáscara de arroz	- Muy bueno si se corta de 35 cm - Genera polvillo - Alto costo
Papel troceado	- Muy absorbente - Al secarse se produce un material sólido que es difícil de remover del suelo.
Viruta de madera	- Menos absorbente - Conserva su estructura al humedecerse, pero se compacta rápidamente - Puede tener mucho polvillo - Alta retención de calor - No muy recomendable

Compilado y Adapatado de Lammers et al., 2007b; Subsecretaría de Asuntos Agrarios, 2015.

Mezclar diferentes tipos de cama ayuda a contrarrestar los problemas que presentan por sí solos (Lammers *et al.*, 2007b). Por ejemplo, viruta en la parte de abajo y sobre esta se coloca paja de trigo; esto ayuda para la absorción y deja una superficie más confortable (Subsecretaría de asuntos agrarios, 2015).

Cuando se forma un nuevo grupo o cuando se va a ingresar a un grupo de cerdas a un corral vacío, se coloca la cama limpia que estará hasta la salida del lote; una vez que la instalación quede vacía de nuevo, se le da una semana de descanso (INTA, 2013). Al ingresar, las cerdas se encargan de distribuir bien la cama; rápidamente establecen las zonas sucias, y es ahí donde se agrega más cama limpia y seca durante el tiempo de ocupación (Figura 2.25) (Honeyman *et al.*, 1998).

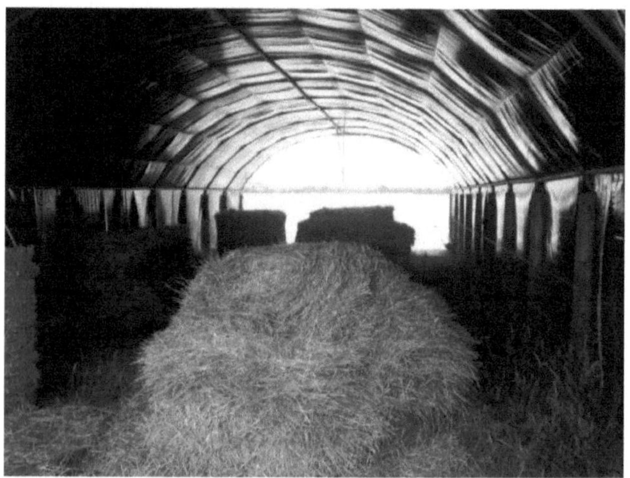

Figura 2.25. Preparación de cama nueva, en un galpón tipo túnel con cama profunda. Tomada de: Subsecretaria de asuntos agrarios, 2015.

La cantidad de cama inicial no debe ser menor a 35 centímetros de profundidad (Subsecretaría de asuntos agrarios, 2015). Es importante mencionar que las zonas designadas para comederos y bebederos no deben de llevar cama (Lammers *et al.*, 2007b); estos deben ir elevados de 30 a 49 centímetros, por encima del nivel del suelo donde irá la cama (Figura 2.26), para formar una plataforma (Honeyman *et al.*, 1998), y que al meter la cama, el concreto no quede cubierto, sino que queden al ras o un poco por encima de la cama.

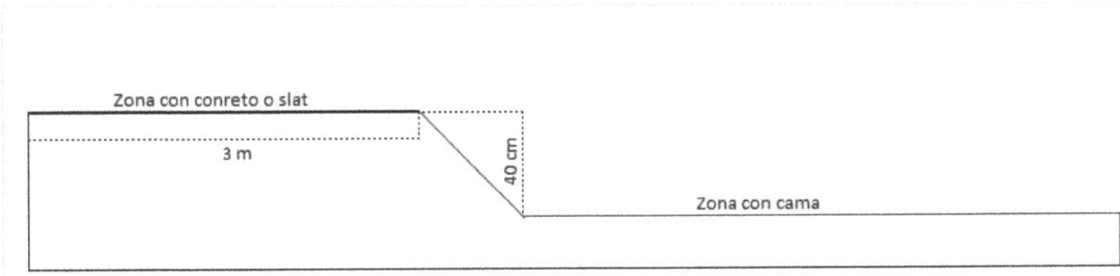

Figura 2.26. Disposición del suelo para cama profunda, la rampa cuenta con una inclinación de 20°. Morales-Ramírez, 2018.

Para prevenir lesiones podales al descender de la zona de concreto, a la zona con cama, se sugiere una inclinación de la rampa de 15 a 20°, dicha inclinación la sugiere Grandin (1990) para rampas fijas utilizadas para el traslado de cerdos durante el embarque y desembarque.

En el caso de los grupos dinámicos, donde existen instalaciones que no se vacían durante varios ciclos, la cama es removida completamente de una a cuatro veces al año dependiendo de la calidad del sustrato utilizado y de la densidad poblacional (Honeyman *et al.,* 1998). Cuando se comienzan a observar cerdas con suciedad corporal, es indicativo de que la cama debe ser removida y sustituida (Lammers *et al.,* 2007b).

La incorporación de cama casi siempre es necesaria a partir de la sexta o séptima semana de que los animales fueron ingresados a la sala; a partir de entonces, se retira la cama húmeda y se agrega cama seca y limpia cada dos o seis semanas, dependiendo de la época del año (Subsecretaría de Asuntos Agrarios, 2015).

Dentro de la cama, principalmente en la zona sucia, se dan procesos de fermentación exotérmica y aeróbica. Esto permite la degradación de la materia orgánica y la evaporación de la porción líquida (Piccinini, 1996; Herradora y Morales, 2016); gracias a esto se genera composta, y es por eso que en estas zonas se registre una temperatura más alta, lo cual puede ser beneficioso durante el invierno (Lammers *et al.,* 2007b; Subsecretaría de asuntos agrarios, 2015). Para contrarrestar esto durante el verano, se coloca un tercio menos de cama (Lammers *et al.*, 2007 b).

Una cama con uso óptimo presentará 25% de zona húmeda o sucia, 15% de zona blanda o de transición y el otro 60% será la zona de descanso o seca (INTA, 2013; Subsecretaría de Asuntos Agrarios, 2015; Herradora y Morales, 2016).

Para la remoción de la cama se sugiere el uso de maquinaría como la pala frontal (Figura 2.27) (Subsecretaría de Asuntos Agrarios, 2015). Si el suelo debajo de la cama es de tierra y por lo tanto no es posible su lavado, se sugiere raspar y retirar la capa superior, y mezclar el resto de la tierra con cal (Exner, 2007).

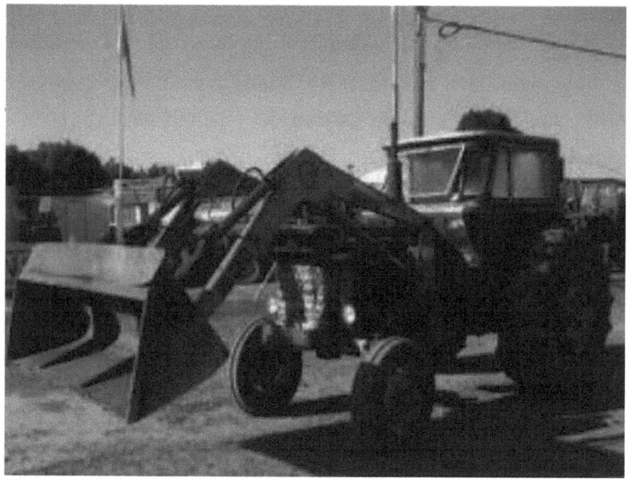

Figura 2.27. Tractor con pala frontal, para la remoción de la cama. Tomada de: Subsecretaría de asuntos agrarios, 2015.

2.9.2. Usos alternativos del sustrato de la cama

El sustrato de la cama está compuesto por material lignocelulósico (viruta, paja, cascarilla, heno, etc.) que en conjunto con las deyecciones de las cerdas, se generan procesos biológicos de fermentación (Paccinini, 1996) o también llamado compostaje *in situ* (Cruz y Almaguel, 2015), este es de tipo aeróbico y exotérmico, lo que permite la degradación de la materia orgánica y la evaporación de la porción líquida, como se mencionó anteriormente (Paccinini, 1996).

Gracias a este proceso no se generan aguas residuales, solamente residuos sólidos o semisólidos que pueden ser retirados con tractor, para poder ser distribuidos en terrenos agrícolas como abono (Paccinini, 1996). Esto puede generar un ingreso extra para el productor, si lo comercializa (Herradora y Morales, 2015) (Figura 1.29).

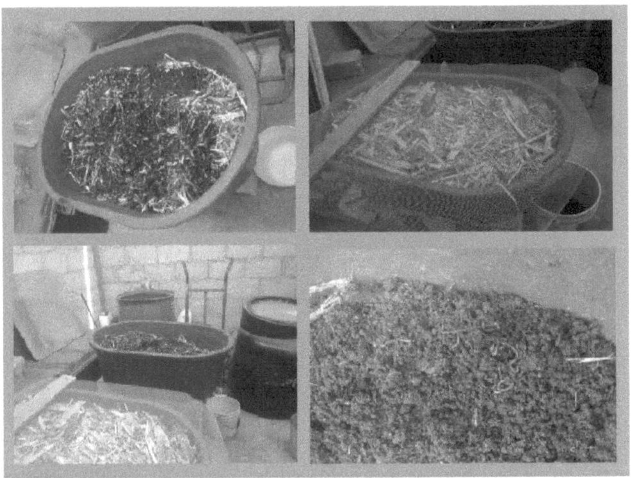

Figura 2.28. Lombricomposta realizada con la cama que es retirada de los corrales. Cortesía de: Eco Granja Porcina.

Con todo lo anterior, a continuación se muestra un tipo de instalación que funciona para albergar gestaciones grupales.

2.10. Galpón tipo túnel con cama profunda (del inglés *Deep bedded hoop barns*).

Los porcicultores han elegido este sistema por sus bajos costos y versatilidad (Honeyman *et al.*, 2001; Brumm *et al.*, 2004; Honeyman *et al.*, 2006). Las estructuras son tiendas largas y simples que pueden ser utilizados para el resguardo de cerdos de diferentes etapas productivas (Figura 2.29) (Brumm *et al.*, 1997; Honeyman 2005) (Cuadro 2.15).

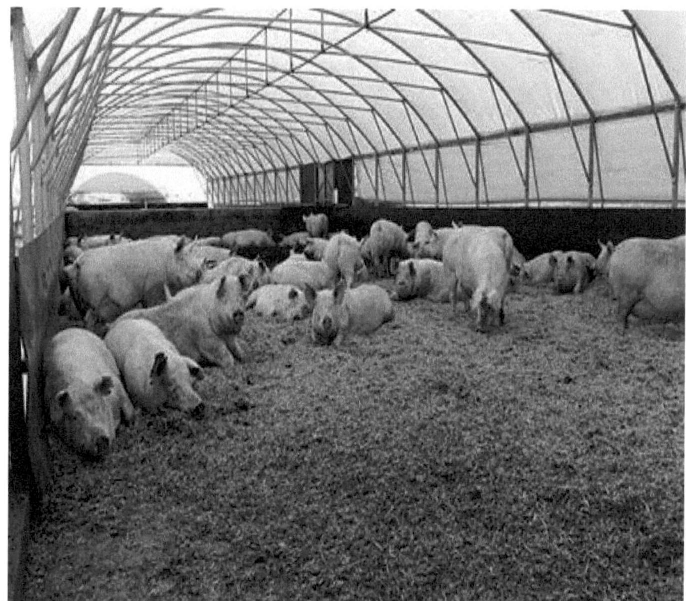

Figura 2.29. Gestación grupal en galpón tipo túnel. Disponible enhttps://aussiepigfarmers.com.au/pigs/our-farming-systems/

Cuadro 2.15. Ventajas y desventajas de la crianza de cerdas gestantes en alojamientos galpón tipo túnel.

Ventajas	*Desventajas*
Menor costo de inversión inicial	Se requiere mano de obra para la inclusión y retiro de la cama
Fácil diseño y construcción	Disponibilidad y costo variable del material para la cama
Ventilación natural	Manejo de los animales
Menor impacto ambiental	El ambiente dentro del túnel, generalmente no es consistente de extremo a extremo
Potenciales usos de la cama	
Mayor bienestar animal	

Compilado y Adaptado de: Honeyman *et al.*, 1998; Subsecretaría de asuntos agrarios, 2016.

2.10.1. Diseño de los Galpones Tipo Túnel.

Éstos consisten en una estructura tubular, hecha por medio de arcos de acero, y cubiertos por silo-bolsa, lona impermeable, polipropileno o polivinilo resistente a los rayos ultravioleta. Los arcos de metal, están unidos a pilares de madera que miden entre 1.2 y 2 m de altura, la distancia entre arco y arco varía entre 1.8 a 2 m. Esto genera una altura al centro del galpón de 4 m (Subsecretaría de Asuntos Agrarios, 2016). Los extremos del túnel se encuentran abiertos para permitir la ventilación, por lo que deben de llevar cortinas para poder regular la temperatura (Subsecretaría de Asuntos Agrarios, 2016). El piso es de concreto o tierra y se cubre con cama (Honeyman *et al.*, 1999; Hill, 2000; Brumm *et al.*, 2004; Honeyman, 2005; Areque *et al.*, 2006; González, 2009; Martínez, 2015b). El largo de los galpones tipo túnel generalmente es de 22 a 24 m (Figura 2.30) (Subsecretaría de Asuntos Agrarios, 2015).

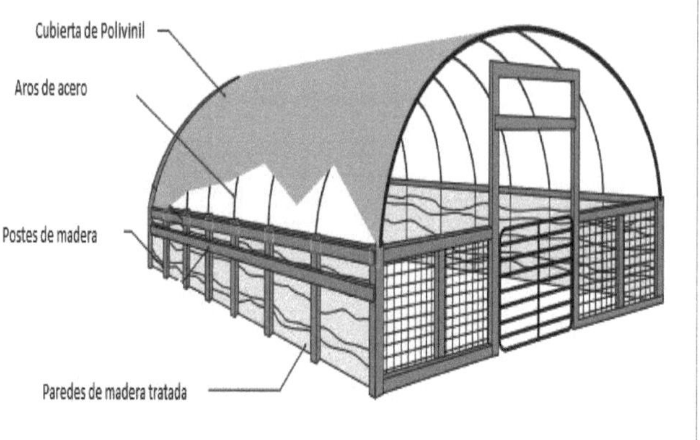

Figura 2.30. Partes que conforma un galpón tipo túnel. Adaptado de: Harmon *et al.*, 2004.

Se agrega una malla o maderos que van recargados en los postes, esto evita que los animales maltraten la lona o escapen; esta barrera debe tener aproximadamente 1.2 m de altura (Figura 2.31) (Subsecretaría de Asuntos Agrarios, 2016).

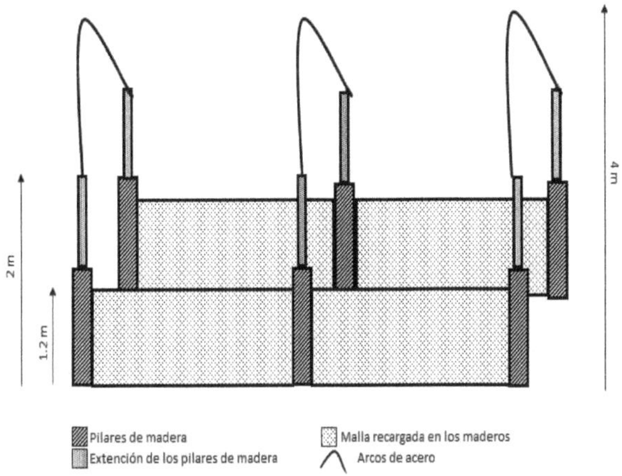

Figura 2.31. Galpón tipo túnel vista lateral con medidas. Morales-Ramírez, 2018.

Para no afectar la ventilación de la parte central del galpón, se recomienda que el ancho sea menor a 12 m y que el largo no supere tres veces las medidas del ancho. También se sugiere el uso de cortinas laterales a lo largo del túnel, para mayor ventilación en épocas calurosas (Figura 2.32) (Subsecretaría de Asuntos Agrarios, 2016), las cuales abren de arriba hacia abajo.

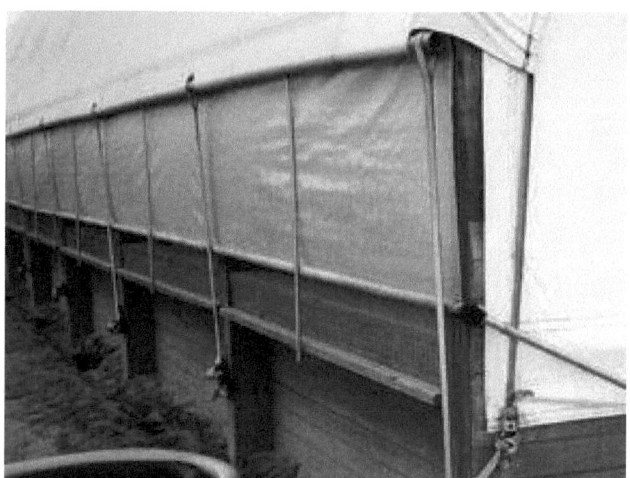

Figura 2.32. Cortinas laterales, para un mejor control de la ventilación y temperatura interna del galpón. Tomado de: leopold.iastate.edu

Las zonas con mucho tráfico de animales, es decir el área de comederos y bebederos, se cubren con concreto, con una inclinación del 1 al 2% (Brumm *et al.*, 1999; Harmon *et al.*, 2004; Honeyman, 2005; Martínez, 2015b), y esta debe tener mínimo 3 m de ancho (Subsecretaria de Asuntos Agrarios, 2016).

Por fuera del túnel se realiza una zanja para sujetar el plástico; esta zanja debe tener 0.50 m de profundidad por 0.50 m de ancho, y el largo corresponderá al largo del galpón (Figura 2.33). Una vez que la lona esté adentro, se cubre con tierra (Figura 2.34) (Subsecretaría de Asuntos Agrarios, 2016).

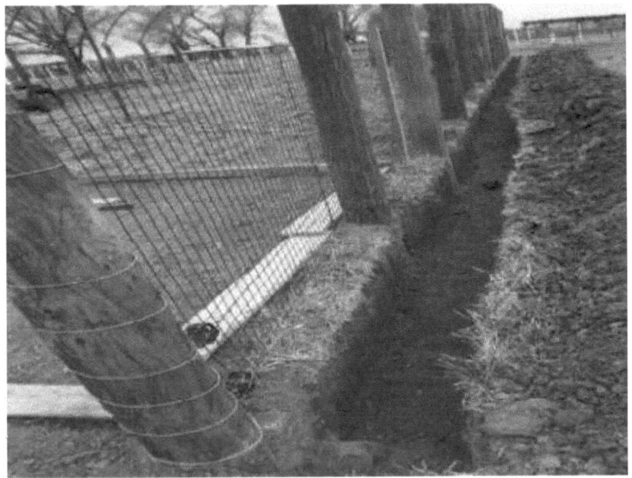

Figura 2.33. Zanja lateral Tomada de: inta.gob.ar

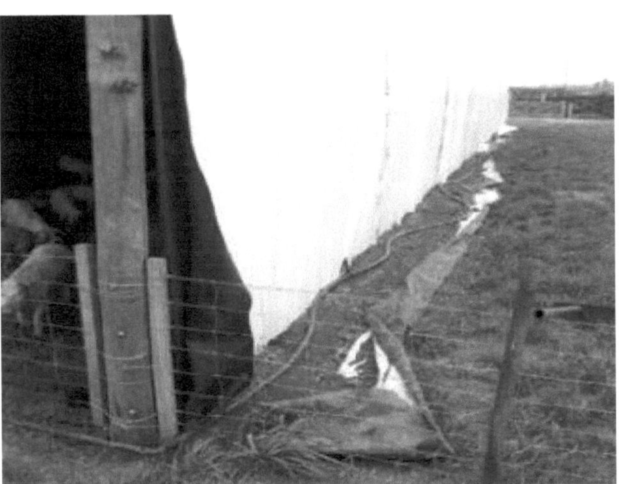

Figura 2.34. Lona atrapada con tierra, dentro de la zanja
lateral. Tomada de: inta.gob.ar

En este caso, es recomendable el uso de jaulas individuales para
alimentación, para tener la seguridad de que las cerdas consumirán el alimento

que requieren (Brumm *et al.*, 1999; Harmon *et al.*, 2004; Honeyman, 2005; Martínez, 2015b) y realizar manejos sanitarios en caso de ser necesario (Martínez, 2015b).

La orientación de los galpones debe ser a favor de los vientos dominantes, para una correcta ventilación (Hill, 2000; Brumm *et al.*, 2004; Areque *et al.*, 2006; INTA, 2013; Herradora y Morales, 2016), por lo que se debe colocar una cortina en la parte frontal y posterior para controlar la temperatura, sobretodo en invierno (Figura 2.35) (Harmon *et al.*, 2004).

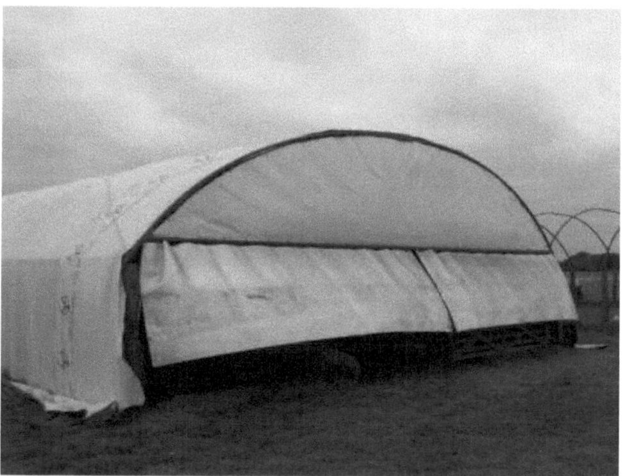

Figura 2.35. Cortinas para el control de vantilación y la temperatura al interior del galpón. :
http://inta.gob.ar/sites/default/files/script-tmp-inta_camaprofunda_13.pdf 129

Los túneles donde el piso está completamente cubierto con concreto, son más fáciles de limpiar y previenen que las cerdas caben el suelo subyacente; sin embargo, esto ocasiona que las cerdas tengan más dificultad para refrescarse, durante temporadas cálidas, lo que se contrarresta disminuyendo la cantidad de cama (Harmon *et al.*, 2004).

Cuando se construyen varios túneles para gestaciones, se recomienda que estos tengan una separación entre unidad y unidad, de 3 m como mínimo (Harmon *et al.*, 2004).

2.10.2. <u>Parámetros reproductivos</u>

En un estudio reportado por Honeyman (2005), se comparó el sistema de gestación grupal en un galpón tipo túnel con cama profunda y el de gestación en jaula; en este se encontró que las cerdas se comportaron de manera similar en cuanto a los parámetros reproductivos. Sin embargo, las cerdas alojadas en el galpón tipo túnel, obtuvieron un desempeño ligeramente mejor en los siguientes parámetros: intervalo destete-servicio efectivo y cerdos nacidos vivos por camada. (Honeyman, 2005).

Lammers *et al.* (2007), encontraron los siguientes resultados, al comparar la gestación grupal en galpón tipo túnel, con la gestación convencional con jaulas tradicionales (Cuadro 2.16):

Cuadro 2.16. Desempeño productivo de hembras alojadas bajo dos sistemas diferentes (en jaulas convencionales y en galpones tipo túnel).

Parámetro	*Jaula*	*Túnel*
No. De camadas	552	405
Promedio de parición	4.4	4.6
No. Nacidos vivos	9.3	10.0
No. Nacidos muertos	2.0	1.7
Nacidos totales	11.3	11.7
No. de fetos momificados	0.21	0.25
Peso de la camada al nacimiento (kg)	16.2	16.3
Mortalidad pre-destete (%)	14.0	15.0
No. de destetados	8.9	8.8
Peso de la camada al destete (kg)	56.5	57.1
Ganancia de peso de la camada (kg)	40.4	40.3
Intervalo destete-estro (días)	4.3	6.0

Tomado de: Buckus *et al.*, 1997.

A continuación se muestra un ejemplo del área de Servicios y Gestación bajo un sistema alternativo, para una producción porcina a mediana escala:

3. Propuesta para el área de Servicios y Gestación

No de cerdas: 50

Cuadro 2.17. Ciclo reproductivo de las hembras.

	Días	Semanas
Gestación	114	16.28
Lactancia	28	4
Días del Destete a Primer Servicio	5	0.7
Duración total	147	21.28

Morales-Ramírez, 2018.

Ritmo de producción: Cada 3 semanas o 21 días

Porcentaje de fertilidad: 80%

Porcentaje de repetición: 20%

No. De bandas: 7

No. De cerdas/banda: 7

Agrupación y servicios.

Servicios por semana con el 80% de fertilidad: 8.57 = 9

Explicación:

Servicios por banda: 7

No. de cerdas repetidoras por grupo: 1.43

Por lo tanto se tienen que inseminar **8.57** cerdas, para que al tener 1.43 repetidoras, contar con un grupo de 8.57 cerdas, pero para fines prácticos se consideran **9**

Cuadro 2.18. Cálculo de lugares para el área de Servicios y Gestación.

TA	FAB	E/S	E/B	Lug.	TI	Cap.	Cant.	EV (m^2)	EC (m^2)	EÁ (m^2)
♀	9	15	5	45	JLA	1	45	3.5	30	150
					Corral	10	5			
♂	3	-	-	3	-	1	3	11	11	33

TA: Tipo de Animal, FAB: Flujo de Animales por Banda , E/S: Estancia por Semana, E/B: Estancia por duración de Banda (3 semanas), Lug.: Lugares, TI: Tipo de Instalación, Cap.: Capacidad de instalación, Cant.: Cantidad de instalaciones, EV: Espacio Vital en m^2, EC: Espacio del corral en m^2 , EÁ: Espacio del área en m^2,   JLA: Jaula de Libre Acceso, ♀: Hembra reproductora, ♂: Macho celador. Morales-Ramírez, 2018.

Como ya se mencionó, se estima que 1.43 cerdas repitan, sin embargo se calcularán todos los alojamientos con 9 espacios, ya que pudiera darse el caso de que en un grupo tuviera el 100% de fertilidad y se requiriera dicha cantidad de espacios.

El grupo inicial estará conformado por cerdas destetadas, reemplazos y repetidoras, lo que nos dará un grupo de aproximadamente 9 cerdas. Estas serán agrupadas en un galpón tipo túnel con jaulas de libre acceso, dentro de las cuales se realizará la revisión de la presentación del estro dos veces al día, y las receptivas serán inseminadas con semen comprado. El día que se realicé la agrupación, se ingresará un macho celador para minimizar las peleas por jerarquización, en caso de que en el grupo haya alguna cerda muy agresiva o dominante, se dejará dentro de la jaula por un par de días, para proteger a las hembras jóvenes y reemplazos. El macho celador será retirado a los tres días.

En cuanto a los alojamientos de gestación, se diseñaron dos tipos: Los corrales de Gestación 1, 2, 3 y 4 estarán en un mismo galpón tipo túnel, separadas entre sí; en cuanto a la Gestación 5 y los tres corrales para los verracos, quedarán en otro galpón. Dicha instalaciones quedarán de la siguiente forma:

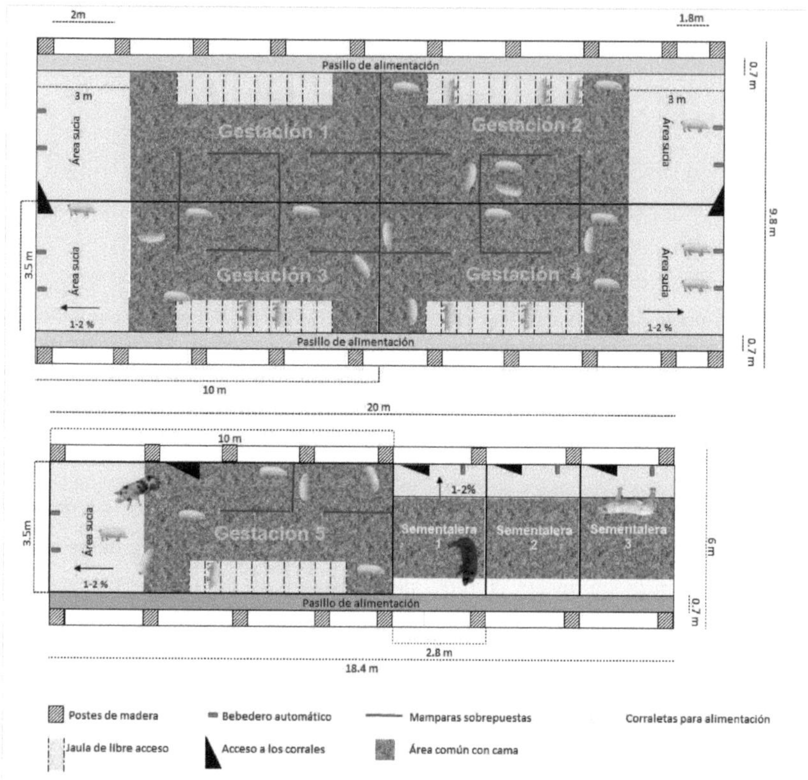

Figura 2.36. Área de Servicios y Gestación, en galpones tipo túnel con cama profunda, para una piara de 50 hembras reproductoras. Morales-Ramírez, 2018.

Resumen del Capítulo

Debido a la presión social en todo el mundo, a causa del uso de jaulas de gestación, los porcicultores se han visto obligados a cambiar su manera de criar cerdos; y México no es excepción.

Es importante mencionar que no existe un estándar para el diseño de gestaciones bajos sistemas alternativos, es decir, son versátiles y adaptables; el éxito de estas depende de muchos factores a los que los productores deberán enfrentarse. Estos factores son: la forma del corral, el tipo de piso, el sistema de alimentación que se elija, el programa de nutrición, la estrategia para la agrupación, la etapa de gestación en que se decidan agrupar las cerdas, el flujo de animales, las habilidades de los manejadores, la genética, entre otros (Lee y Li, 2013).

Por lo tanto, a modo de resumen, se mencionan los siguientes puntos a cerca de las gestaciones grupales en sus diferentes modalidades:

1. No existe diferencia productiva entre las gestaciones grupales y las gestaciones convencionales con uso continuo de jaula.
2. Las cerdas alojadas en gestaciones grupales suelen mostrar intervalos del estro más cortos, más longevidad y menos lechones nacidos muertos.
3. En las gestaciones donde se utiliza cama profunda, hay menor desecho de cerdas por problemas locomotores.
4. Un buen equipo de manejadores, es esencial para un correcto funcionamiento de las gestaciones grupales (Peete, 2011) (Figura 2.37).

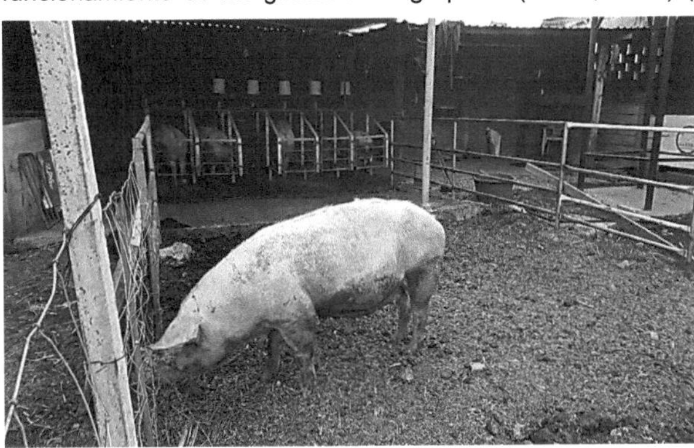

Figura 2.37. Cerdas gestantes en jaula convencional con un corral de tierra donde salen una vez al día. Granja Porcina GARYBA, ubicada en Morelos, México. Cortesía del MVZ.Carlos I. Colin Longar.

Capítulo III

Maternidad

1. Introducción

Las cerdas alojadas en ambientes naturales o semi-naturales, se separan del grupo y comienzan a buscar nido de 15 a 24 horas antes del parto. La madre realiza un agujero de forma oval que es cubierto con hierba (Figura 3.1). Cuando la camada nace, la madre y los lechones permanecen cerca del nido (Jensen, 1986; van Nieuwamerongen *et al.*, 2014). Durante las primeras dos a seis horas después del parto, se da el proceso de elección de la teta; aquí los lechones van de un pezón a otro y se observan encuentros agonísticos al competir por las mejores tetas. En esas primeras horas se da la sincronización del ritmo de mamado, y durante los primeros días de nacidos se genera la fidelidad por la teta (Algers, 1993). A los dos días post-parto la cerda comienza a salir del nido para dar pequeños paseos, al tercer día los lechones la siguen de forma gradual. Pasados de 9 a 10 días, las cerdas y su camada abandonan el nido y regresan con el grupo; los lechones son integrados en el grupo gradualmente (Jensen, 1986; van Nieuwamerongen *et al.*, 2014). Durante la lactación temprana, que va de la primera a la cuarta semana, las cerdas comienzan a reducir la frecuencia de alimentación a los lechones (Jensen, 1988; van Nieuwamerongen *et al.*, 2014); mientras tanto, los lechones comienzan a probar e ingerir alimento sólido (van Nieuwamerongen *et al.*, 2014). En vida natural, el destete es un proceso paulatino, que se completa entre la semana 14 y 22 post-parto (Jensen, 1986; Jensen, 1988; van Nieuwamerongen *et al.*, 2014). Todo esto contrasta de manera importante con lo que se ve hoy en día en las producciones convencionales.

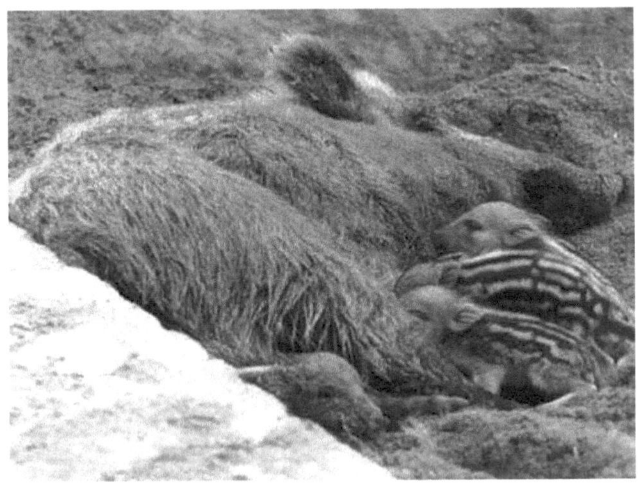

Figura 3.1. Hembra de cerdo silvestre (*Sus scrofa*) con su camada en vida libre, dentro del nido construido por ella. Tomada de: http://www.fao.org/docrep/V8300S/v8300s17.htm

En las primeras tres semanas de lactación se registra del 10 al 35% de mortalidad; y el 50% de éstas se dan en los primeros tres días de nacidos (Dyck y Swiestra, 1987; Alonso *et al.*, 2007). La muerte por aplastamiento representa del 70 al 80% de la mortalidad (English y Morrison, 1984; Alonso *et al.*, 2007). Además, uno de los factores más importantes es la inmadurez anatómica y funcional del sistema inmunológico de los lechones, por lo que son susceptibles a agentes patógenos; es por esto que el consumo de calostro es vital, ya que de aquí obtienen anticuerpos de forma pasiva (Alonso *et al.*, 2007; Baxter et al., 2011).

Los comportamientos maternos más importantes para la supervivencia de los lechones son: la selección del sitio donde se dará el parto, la construcción del nido, el parto, el reconocimiento y aceptación de la camada, el cuidado y defensa del nido y las crías, y el amamantamiento (Jensen, 1986; Alonso *et al.*, 2007).

El uso de las jaulas paridera se extendió por el mundo, para prevenir la mortalidad por aplastamiento; sin embargo, no ha sido la solución para el problema. En este tipo de instalaciones se estima entre 4.8% y 18% de mortalidad (Alonso *et al.*, 2007).

La poca libertad de movimiento que tienen los animales en las producciones porcinas convencionales, es de importancia para los consumidores (Baxter *et al.*, 2011); principalmente al hablar de hembras gestantes, próximas al parto y lactantes, las cuales son alojadas en jaulas, donde se ve restringido su espacio y por lo tanto su comportamiento natural se ve afectado (Figura 3.2) (Baxter *et al.*, 2011; Lambertz *et al.*, 2015). La jaula paridera en las producciones intensivas es ampliamente aceptada, ya que reduce el número de lechones muertos por aplastamiento (Arey, 1999; Johnson *et al.*, 2001; Lambertz *et al.*, 2015); lo que se traduce en más lechones destetados por hembra. Además de eso, requieren menos espacio y el manejo es más sencillo (Baxter *et al.*, 2011; Lambertz *et al.*, 2015). Sin embargo, este tipo de instalaciones han recibido muchas críticas, por atentar contra el bienestar de los animales, ya que no permite que las cerdas realicen ajustes corporales (Arey, 1999; Johnson *et al.*, 2001; Baxter *et al.*, 2011).

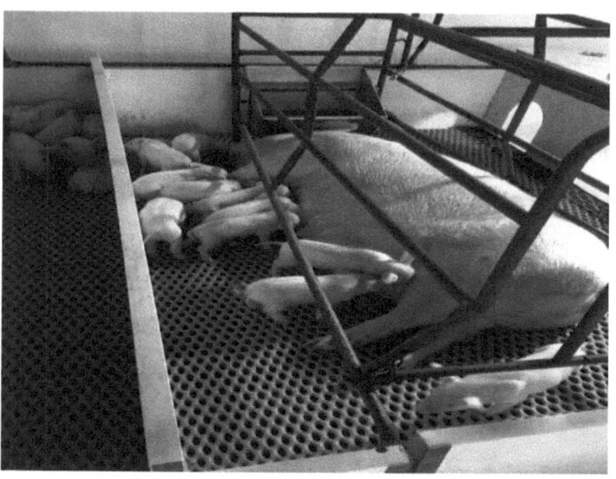

Figura 3.2 Cerda y camada en jaula-paridera. Foto tomada de: Facebook de CEIEPP FMVZ-UNAM. Disponible en:https://www.facebook.com/CEIEPP.FMVZ.UNAM/photos/a.486545748190690.10737 41827.486545694857362/518482934996971/?type=3&theater

Las cerdas enjauladas, generalmente no tienen la posibilidad de realizar el nido, el cual es un comportamiento natural en el periodo pre-parto; esto afecta el proceso del parto y por lo tanto la viabilidad de los lechones (Wischner *et al.*, 2009; Kemp y Soede, 2012). Además se ha observado que caminar, hacer nido y explorar durante la gestación y previo al parto, favorece el desarrollo del mismo, acortando su duración (Lagreca y Marotta, 2009). Estas cerdas, pasan el cien por ciento del tiempo postparto en contacto con sus crías (Figura 3.3); mientras que las cerdas que tienen la posibilidad de salir del nido, permanecen el 86% del tiempo con los lechones. Las segundas ocupan más tiempo en salir a explorar y permanecer de pie, que las cerdas confinadas en jaulas, las cuales no tienen esta oportunidad (Pajor *et al.*, 2000; Lagreca y Marotta, 2009; Kemp y Soede, 2012).

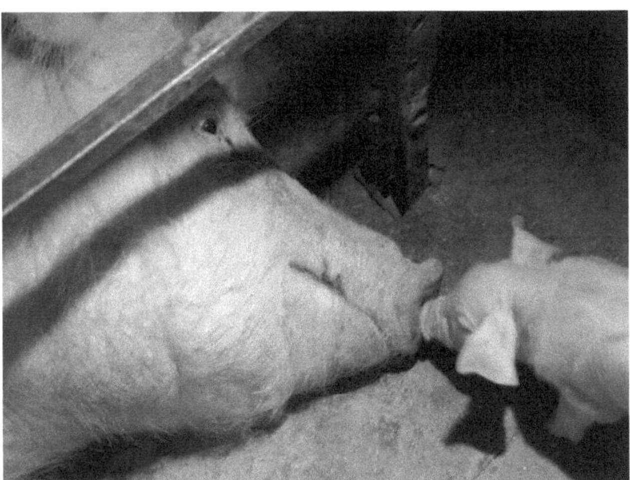

Figura 3.3 Cerda y lechón en instalación convencional con jaula-paridera. Disponible en: http://woodstocksanctuary.org/factory-farmed-animals/pigs/

Los lechones nacidos en una jaula paridera tradicional, pasan más tiempo interactuando con sus madres, realizando conductas como: mamar, dar masajes en la ubre, pelear por los pezones, olfateo de vientres, y mostrando conductas orales, nasales y agonísticas dirigidas a sus hermanos, en comparación con los lechones que tienen la libertad de salir del nido; estos últimos pasan más tiempo comiendo y explorando el ambiente (Figura 3.4) (Lagreca y Marotta, 2009).

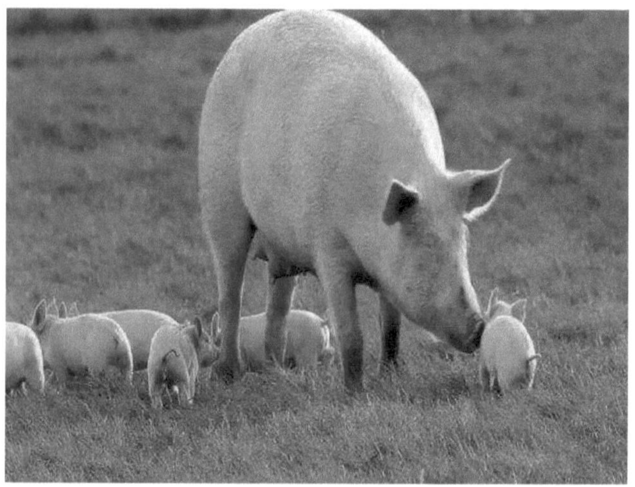

Figura 3.4. Madre y lechones explorando el medio. Disponible en:
https://www.robertharding.com/index.php?lang=en&page=search&s=pig&smode=1&zoo
m=1&display=5&sortby=0&bgcolour=white

Además de los problemas reflejados en la salud y en el comportamiento de la madre, se observan problemas en los lechones al ser destetados, cuando estos provienen de instalaciones convencionales; lo principal es el rehúso a consumir alimento sólido, debido a que no obtuvieron la información cognitiva materna que requerían. Los lechones aprenden de la madre diversos comportamientos como el consumo de alimento, por lo que, al existir una barrera física como la jaula y diferente tipo de alimento, se reducen las posibilidades de que haya un aprendizaje social (Galef y Giraldeau, 2001; Oostindjer *et al.*, 2010; Oostindjer *et al.*, 2011; Kemp y Soede, 2012).

En producciones donde las cerdas tienen más posibilidad de socializar con su camada, se ha registrado mayor crecimiento pre-destete; ya que, por imitación comienzan a consumir alimento sólido con más frecuencia (Galef and Giraldeau, 2001; Oostindjer *et al.*, 2010; Oostindjer *et al.*, 2011; Kemp y Soede, 2012). Los lechones que tienen la oportunidad de adquirir información conductual de su madre, tienen una mejor conversión alimenticia y menos conductas redirigidas como la mordedura de cola (Oostindjer *et al.*, 2010; Oostindjer *et al.*, 2011; Kemp y Soede, 2012).

Por todas estas razones, en países como Noruega, Suecia y Suiza, se ha prohibido el uso de jaulas de maternidad. Es por esto que actualmente resulta necesaria la implementación de alojamientos alternativos para cerdas lactantes, que mejoren el bienestar de las madres y los lechones (Lambertz *et al.*, 2015).

Para el correcto diseño de instalaciones para el área de maternidad, es importante considerar el comportamiento natural y necesidades biológicas de las cerdas y sus camadas; así se maximizará el bienestar de dichos animales y se mantendrá la eficiencia económica. Todo esto generará una empresa sostenible (Baxter *et al.*, 2011).

2. Construcción del nido

La construcción del nido es una característica propia de la familia *Suidae* (Lent, 1974; Mac Donald, 2000; Wischner *et al.*, 2009; Baxter *et al.*, 2011); las madres lo realizan para proveer confort físico y térmico a la camada, ya que los lechones carecen de grasa parda para la termorregulación (Varley y Stedmann, 1994; Wischner *et al.*, 2009; Baxter *et al.*, 2011) (Figura 3.5).

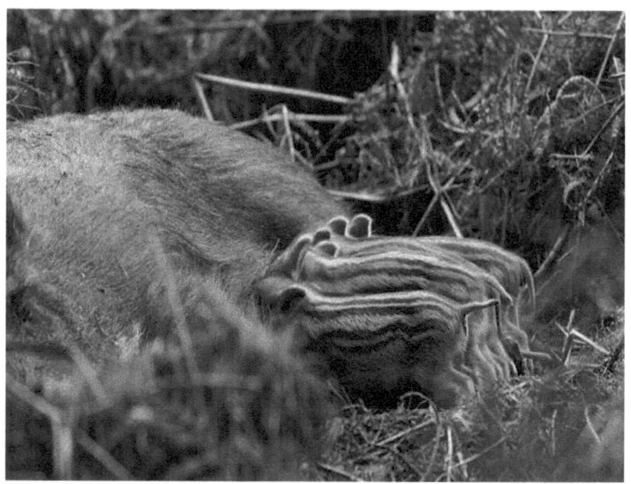

Figura 3.5. Cerda silvestre (*Sus scrofa*) amamantando dentro del nido. Tomada de: http://animalethicsri.weebly.com/farrowing-crates.html

Este comportamiento es inherente a los cerdos adultos (Jensen, 2002; Studnitz *et al.*, 2007; Wischner *et al.*, 2009; Baxter *et al.*, 2011), tanto hembras como machos; y es una modificación de las siguientes conductas: oler, hozar, morder y masticar materiales digestibles e indigestibles (Studnitz *et al.*, 2007; Wischner *et al.*, 2009).

Desde la primera experiencia del parto la cerda va a tener la motivación incontrolable para construir el nido (Figura 3.6). Este comportamiento se desencadena vía neuro-hormonal, principalmente por la liberación de prostaglandina $F_2\alpha$ (Grandin y Deesing, 1998; Yun y Valros, 2015).

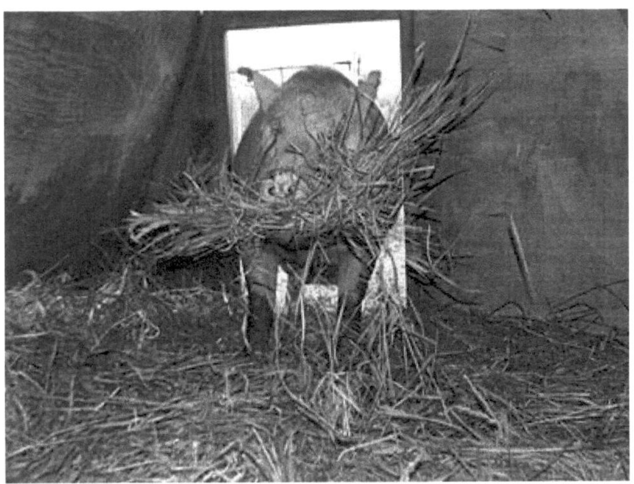

Figura 3.6. Cerda en semilibertad construyendo nido. Disponible en:
https://www.freefarrowing.org/info/2/research/36/nest-building_research

Un día antes del parto y en condiciones naturales la cerda se aleja de la piara y recorre hasta 6.5 km para elegir el lugar que considere adecuado para su construcción. Durante la excavación utilizan los cuatro miembros y la jeta, y realizan la recolección del material que llevará al nido (Yun y Valros, 2015) (Figura 3.7).

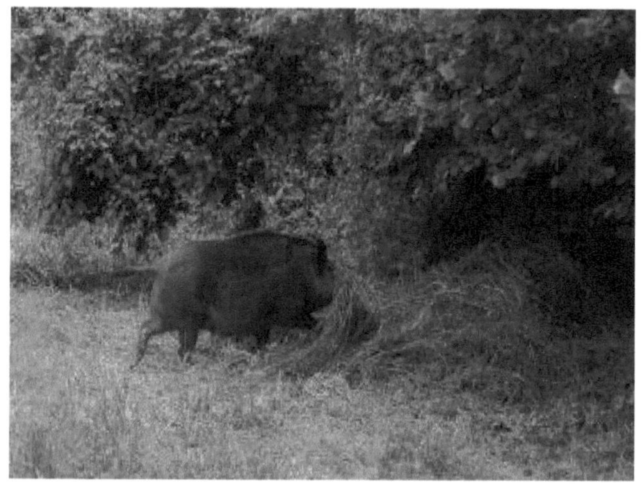

Figura 3.7. Cerda silvestre en vida libre, construyendo nido. Disponible en: https://boromir66.deviantart.com/art/Nesting-Wild-Boar-111775078.

Al ser un comportamiento propio de la especie, no se puede aprender; sin embargo, pueden mejorar su construcción con base a las experiencias anteriores (Jensen *et al.*, 1987; Wischner *et al.*, 2009). Dicho comportamiento es parte importante del proceso del parto (Wischner *et al.*, 2009). Generalmente inician su construcción 24 horas antes del mismo, pero muestran mayor actividad 12 a seis horas antes (Cronin *et al.*, 1994; Haskell y Hutson, 1994; Algers y Uvnäs-Moberg, 2007; Wischner *et al.*, 2009).

Las cerdas tratan de expresar el comportamiento de construcción del nido, aunque se encuentren alojadas en jaulas-paridera (Yun y Valros, 2015); sin embargo este es frustrado por las condiciones ambientales, al contrario de las cerdas alojadas en corrales con cama o con acceso a paja (Wischner *et al.*, 2009). Además se ha observado que las cerdas alojadas en jaula y que no tienen acceso a material para el nido, son menos responsivas a los gritos de los lechones (Thodberg *et al.*, 2002; Wischner *et al.*, 2009), y vocalizan menos con su camada, comparado con las que sí tienen acceso a estos materiales (Cronin *et al.*, 1996; Wischner *et al.*, 2009).También se ha reportado una alta relación entre la posibilidad de hacer nido y la reducción del riesgo del aplastamiento de lechones (Pedersen *et al.*, 2006; Baxter *et al.*, 2011).

Durante el parto se ha observado que las cerdas alojadas en corrales con material para la construcción del nido, alcanzan niveles séricos más altos de oxitocina, comparado con las cerdas alojadas en jaulas tradicionales (Oliviero *et al.*, 2008; Yun *et al.*, 2013). Esto debido a que la inhibición de la expresión de este comportamiento incrementa los opioides endógenos, los cuales inhiben la secreción de oxitocina durante el parto (Yun y Valros, 2015).

Además se ha visto que la incidencia de la esteriotipia mordedura de barrotes incrementa, ya que es una conducta redireccionada al no tener la posibilidad de realizar un nido (Yun y Valros, 2015).

Las cerdas que tienen acceso a material para nido, tienen partos más cortos con un mayor número de lechones nacidos vivos (Figura 3.8) (Cronin *et al.*, 1994; Thodberg *et al.*, 2002; Oliviero *et al.*, 2006; Wischner *et al.*, 2009; Baxter *et al.*, 2011). Este comportamiento es crítico para la supervivencia de los lechones, por lo que se considera un importante comportamiento evolutivo (Baxter *et al.*, 2011).

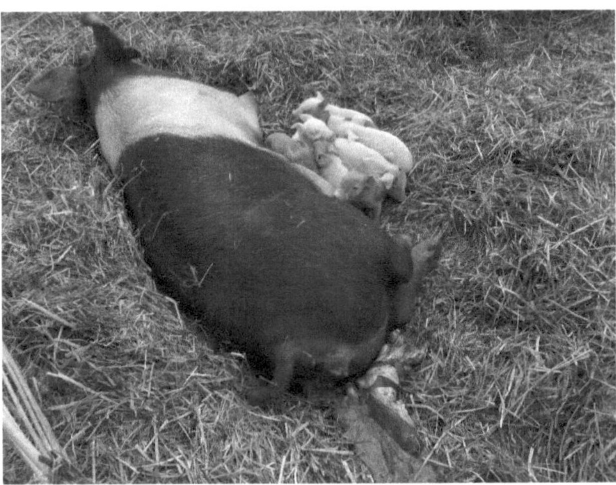

Figura 3.8. Finalización de parto en una instalación con cama profunda que le permitió a la cerda construir el nido. Disponible en: https://curiousfarmer.com/category/curious-farmer/page/5/

También se ha visto que la construcción del nido está relacionada de forma positiva con la lactación, y se observa con una mayor ganancia de peso de los lechones durante la lactancia temprana (Yun y Velros, 2015) (Figura 3.8).

Cuando se les da la oportunidad de hacer nido a las cerdas, se debe considerar lo siguiente (Cuadro 3.1):

Cuadro 3.1. Requerimientos para la construcción del nido en confinamiento.

Espacio vital	4.9 m^2 por cerda (mínimo).
Espacio para que los lechones exploren dentro del nido	2.44 m^2 (mínimo).
Suelo	De tierra o cama profunda
Zona para la elaboración del nido	Alejado del área de comederos, bebederos y descanso.
Cantidad de sustrato para la construcción	2 kg de paja por cerda (mínimo)
Aislamiento del nido	Tres paredes Paredes oscuras para simular madriguera

Adaptado de: Baxter *et al.*, 2011.

El espacio vital recomendado está establecido para que la cerda tenga la posibilidad de aumentar la actividad física, buscar el lugar donde realizará el nido, construirlo, y tener el área de nido separado del área de alimentación y la zona sucia. Cuando se sobrepone el nido con la zona de alimentación, aumenta la actividad dentro del mismo y puede llegar a aumentar la mortalidad por aplastamiento (Baxter *et al.*, 2011).

La provisión de zonas con tres paredes, genera el aislamiento del nido para mayor protección de los lechones, y permite que la cerda esté alerta de posibles amenazas (Baxter *et al.*, 2011).

La cantidad de sustrato que la cerda utiliza para la construcción del nido y las características que le conferirá a este es variable y depende de las condiciones climáticas, existen reportes de cerdas que han utilizado hasta 20 kg de material, y otras que apenas lo utilizaron (Figura 3.9). El sustrato de elección es paja de buena calidad, seca, limpia y sin maleza. Dentro del nido el espesor de la cama será de entre 10 y 15 cm (Goenaga, 2010).

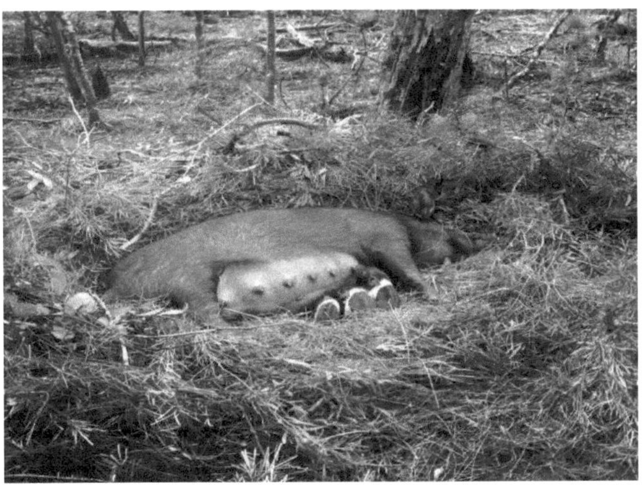

Figura 3.9. Cerda y lechones, en un nido construido de forma abundante, en sistema de producción extensivo. Disponible en: https://redleaf-farm.com/2015/07/23/free-ranging-pigs/

Las primeras 48 horas post parto, es conveniente no agregar cama limpia, ni realizar ningún manejo a los lechones o modificar el nido; sólo se retirarán las placentas y los nacidos muertos o momias. Posterior a esos dos días, se deberá realizar el reemplazo de la cama sucia, por cama limpia y seca (Goenaga, 2010).

Con el uso de nidos artificiales, como las cajas nidales, en conjunto con la provisión de material para realizar el nido se reduce la duración del parto (Thodberg *et al.*, 1999; Malmkvist y Palme, 2008; Baxter *et al.*, 2011), el estrés post-parto, y se mejora la supervivencia y vitalidad de los lechones (Herskin *et al.*, 1998; Alonso *et al.*, 2007; Malmkvist y Palme, 2008; Baxter *et al.*, 2011).

Diferentes estudios han mostrado una diferencia de más de una hora entre los partos en corral con nido y los partos en jaula paridera, encontrando en el primero un promedio de 210 minutos de duración, mientras que en el segundo alojamiento el promedio fue de 310 minutos; esto se ve reflejado en el porcentaje de mortinatos, siendo este de 0.4% y 0.8% respectivamente (Goenaga, 2010).

Cuando el ambiente es confortable para las madres, no importa el número de parto que lleven, estas permanecen inmóviles durante todo el parto lo que minimiza o suprime el aplastamiento de lechones; inclusive hay cerdas que permanecen inmóviles durante el primer día post-parto (Goenaga, 2010).

3. Temperatura ambiental

Debido a que los lechones carecen de grasa parda, desde el momento del nacimiento se enfrentan al reto de la termorregulación (Baxter *et al.*, 2011), por lo que al diseñar las instalaciones para madres lactantes y sus camadas, se deben considerar las variantes térmicas (Cuadro 3.2).

Cuadro 3.2. Confort térmico de la cerda y los lechones, y estrategias para su control.

	Confort térmico	*Estrategias para su control*
Lechones	30-34 °C	El calor generado por las tetas de la madre en conjunto con cama de paja alcanza una temperatura de 31.4°C
Cerda	12 – 22°C	Posibilidad de salir del nido para refrescarse. Ventilación que favorezca las corrientes de viento

Compilado y Adaptado de: Black *et al.*, 1993; Baxter *et al.*, 2011; Renaudea *et al.*, 2012; Herradora y Morales, 2015.

Los cerdos adultos son muy susceptibles a sufrir estrés calórico cuando la temperatura supera los 22°C (Stansbury *et al.*, 1987; Baxter *et al.*, 2011); sobre todo las hembras lactantes, que se encuentran bajo mayor presión metabólica (Renadeu et al., 2012). Las consecuencias para estas últimas son: mayor pérdida de peso (Stansbury *et al.*, 1987; Baxter *et al.*, 2011; Renadeu et al., 2012) por la disminución voluntaria en el consumo de alimento (Stansbury *et al.*, 1987; Black *et al.*, 1993; Prunier *et al.,* 1994; Prunier *et al.,* 1997; Quiniou y Noblet, 1999; Baxter *et al.*, 2011; Renadeu *et al.*, 2012), y disminución en la producción láctea (Stansbury *et al.*, 1987; Baxter *et al.*, 2011; Renadeu *et al.,* 2012); lo que se refleja en lechones con menor ganancia de peso (Stansbury *et al.*, 1987; Baxter *et al.*, 2011).

4. Lactación grupal

La transición de las gestaciones convencionales a gestaciones grupales, despertó el interés por las lactaciones grupales (2013; van Nieuwamerongen *et al.*, 2014).

Los alojamientos grupales con lactaciones colectivas durante la lactancia o parte de ella (específicamente en aquellos que permiten el mezclado de camadas), son los que más se asemejan a la dinámica natural de los cerdos; estos mejoran el bienestar de las cerdas y de los lechones debido a la mayor libertad de movimiento, les da la posibilidad a las cerdas de controlar el amamantamiento, y permiten las interacciones sociales y con el ambiente.

El aprendizaje y desarrollo de los lechones se ve facilitado (Oostindjer *et al.*, 2011; van Nieuwamerongen *et al.*, 2014), por lo que hay una mejor adaptación para el momento del destete (van Nieuwamerongen *et al.*, 2014) (Figura 3.10).

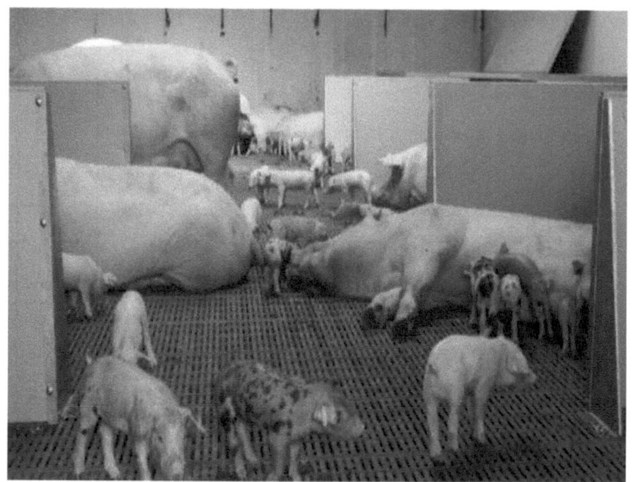

Figura 3.10. Corral elevado con piso de rejilla donde se lleva a cabo la lactación grupal. Disponible en: https://www.3tres3.com/guia333/empresas/opp-group/posts/1961

Las cerdas pueden ser alojadas individualmente durante la lactación temprana y posteriormente formar un grupo de lactancia colectiva; o bien, pueden ser alojadas de forma grupal antes del parto. Lo mismo ocurre para los lechones, los cuales pueden ser segregados, y posteriormente pueden mezclarse con el grupo; o pueden ser parte del grupo desde el nacimiento (Johnson y Marchan-Forde, 2009).

Existen diferentes modalidades para el manejo de las lactaciones grupales, y se dividen por el estado fisiológico en el que se encuentren las cerdas; es decir, pre-parto, post-parto y durante la lactancia (van Nieuwamerongen *et al.*, 2014). A continuación se explicará cada una de ellas

A. Pre-parto.
   a. Alojamiento individual: las cerdas son alojadas en nidos individuales, que pueden ser jaulas paridera, cajas nidales o corrales individuales; no pueden interactuar con sus compañeras durante esta etapa (Figura 3.11).

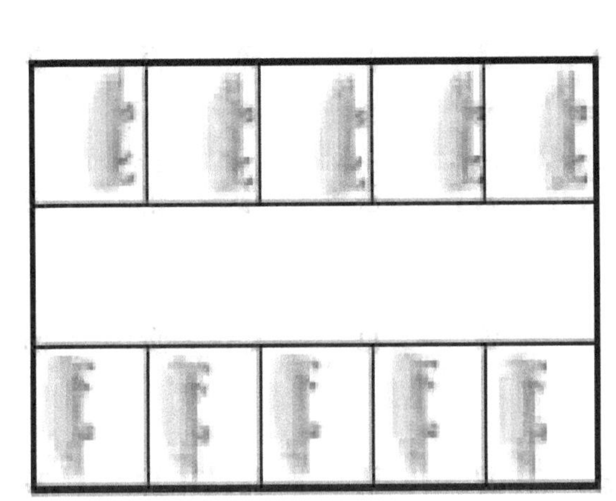

Figura 3.11. Alojamiento individual para cerdas en pre-parto. Morales-Ramírez, 2018.

b. Alojamiento grupal: cada una de las hembras elije un alojamiento individual, y tienen la libertad de salir y entrar para interactuar o no con sus compañeras. Puede ser sin control de ingreso, o bien con control electrónico, que sirve para evitar que varias cerdas entren o traten de entrar al mismo nido (Figura 3.12).

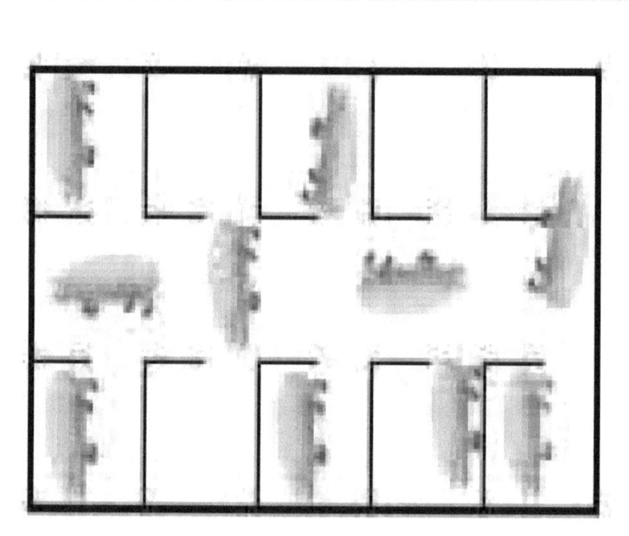

Figura 3.12. Alojamiento grupal para cerdas en pre-parto. Morales-Ramírez, 2018.

B. Post-parto:

a. Confinamiento de la cerda con su camada: una vez terminado el parto, la cerda no puede salir del nido, por lo que permanecerá con su camada durante un tiempo determinado (Figura 3.13).

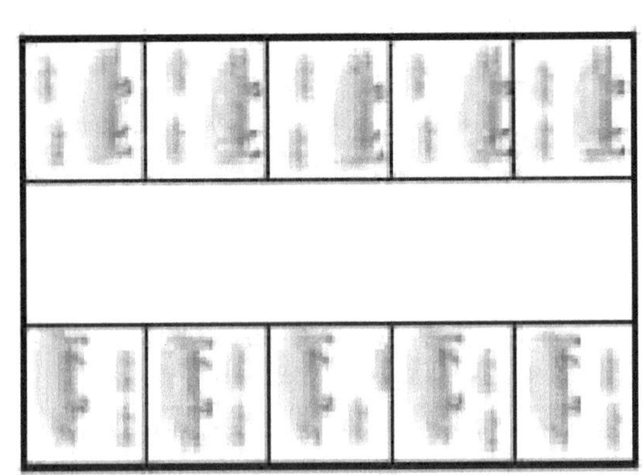

Figura 3.13. Confinamiento de la cerda con su camada durante el post-parto. Morales-Ramírez, 2018.

b. Confinamiento de la cerda con su camada, con la posibilidad de salir del nido: una vez terminado el parto, la madre tiene la posibilidad de abandonar el nido para caminar, refrescarse y socializar. Hay una barrera a la salida del nido para que los lechones recién nacidos no abandonen el alojamiento (Figura 3.14).

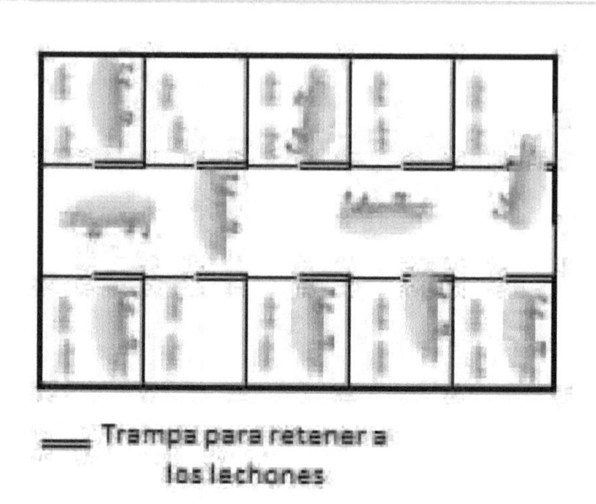

Figura 3.14. Confinamiento de la cerda con su camada, donde la cerda tiene la posibilidad de salir del nido, sin que los lechones escapen; durante el post-parto. Morales-Ramírez, 2018.

C. Durante la lactancia:

    a. Lactancia colectiva:

        i. Mover a los animales a otra área: tras 1 a 2 semanas en jaula paridera o caja nidal, todas las hembras y los lechones son llevados a otro alojamiento con cama profunda y sin nidos; aquí todos los animales se mezclan (Figura 3.15). Una de las problemáticas que se pueden observar es la lactancia cruzada, la cual se explicará más adelante (Maletínská y Spinka, 2001; van Nieuwamerongen *et al.*, 2014).

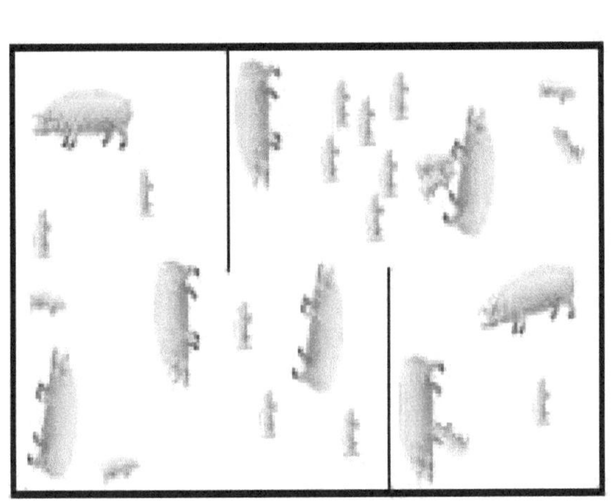

Figura 3.15. Corral donde las cerdas y sus camadas son llevadas para la lactancia. Morales-Ramírez, 2018.

      ii.   Remoción de nidos: se retiran las jaulas, cajas o los muros sobrepuestos que forman los corrales; es decir se quitan los nidos, para dejar un corral sin divisiones, y permitir la mezcla de todo el lote (Figura 3.16).

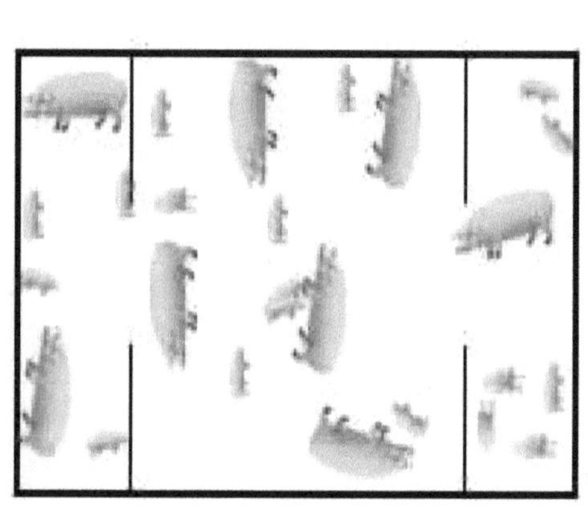

Figura 3.16. Corral donde se han removido los nidos, para permitir la mezcla de los lechones. Morales-Ramírez, 2018.

iii. Alojamientos individuales abiertos permanentemente: los nidos permanecen, pero estos están abiertos lo que permite la libre entrada y salida de las madres y los lechones, por lo que promueve la interacción entre animales, en un área común (Figura 3.17).

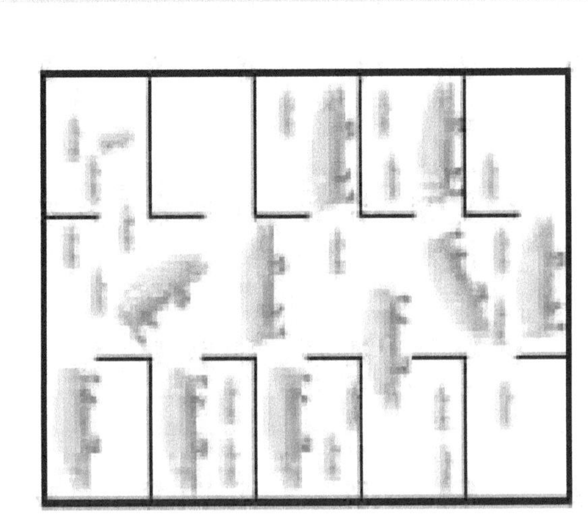

Figura 3.17. Alojamientos individuales permanentemente abiertos, para lactación colectiva. Morales-Ramírez, 2018.

b. Sistemas evasivos:

i. Confinamiento de la cerda con su camada, con la posibilidad de que la madre salga del nido: este conserva la dinámica que se tenía post-parto. Esto permite la salida de las cerdas a un área común, pero limitando la salida de los lechones hasta determinada edad (Figura 3.18).

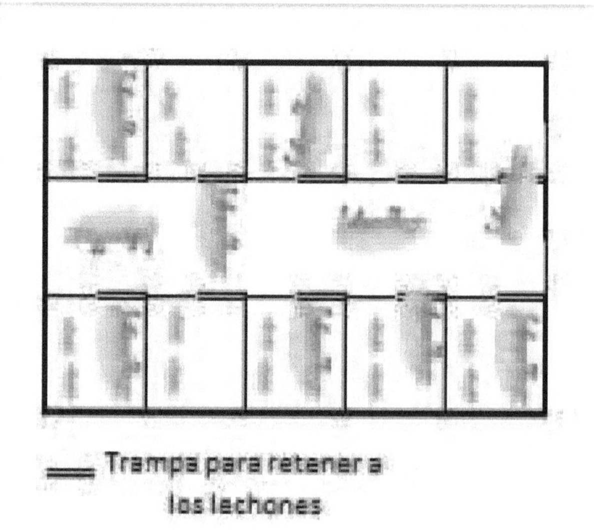

Figura 3.18. Confinamiento de la cerda con su camada, con la posibilidad de salir del nido, sin que los lechones escapen. Morales-Ramírez, 2018.

El sistema evasivo, en comparación con la lactación colectiva o en vida natural, permite que la cerda tenga un mayor control del amamantamiento; mientras que las lactaciones colectivas son las que se asemejan más al comportamiento de los cerdos en vida libre (van Nieuwamerongen *et al.*, 2014).

Una de las ventajas de los alojamientos alternativos es su versatilidad. A continuación se muestra un diagrama del flujo del manejo de los animales en esta área, y las posibles combinaciones de los diferentes manejos explicados anteriormente (Figura 3.19).

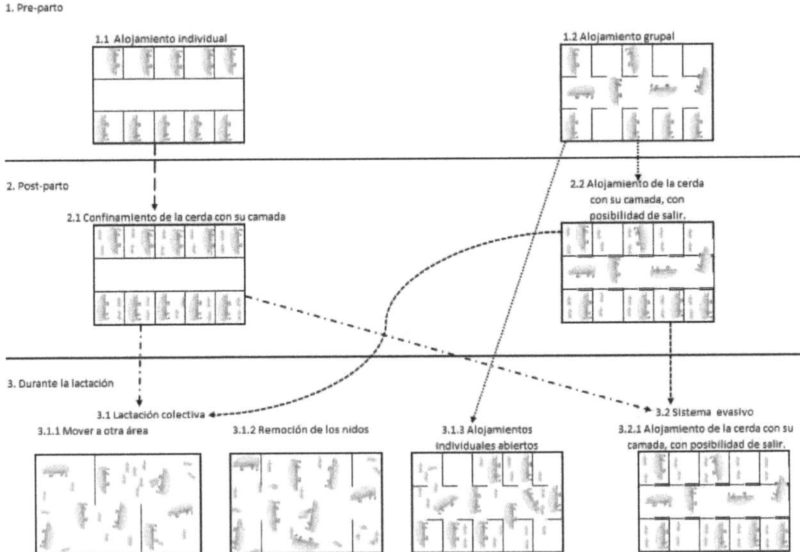

Figura 3.19. Flujo de animales con las diferentes posibilidades de manejo durante la etapa de lactancia, bajo lactancias grupales. Adaptado de: van Nieuwamerongen *et* al., 2014

a. <u>Duración de la lactancia.</u>

En vida natural, las lactancias duran entre 14 y 22 semanas; durante este tiempo las cerdas comienzan a disminuir la frecuencia de amamantamiento; este declive provoca que los lechones empiecen a consumir alimento sólido (van Nieuwamerongen *et al.*, 2014); mientras que en confinamiento, la duración de la lactancia puede variar entre 12, 14, 17, 21 (Maxwell y Carter, 2000; Davis *et al.*, 2006) o 28 días. En la Unión Europea, está prohibida una duración menor a 28 días (European Union, 2001; Davis *et al.*, 2006).

Hoy en día, las lactancias más comunes son de 21 o 28 días, sin embargo esa semana de diferencia, tiene importantes consecuencias en los lechones y en las hembras (Cuadro 3.3 y 3.4) (Barceló, 2009).

Cuadro 3.3. Parámetros productivos de las cerdas reproductoras en lactancias de 21 y 28 días.

	Duración de la lactancia	
Variable	*21 días*	*28 días*
Partos/hembra/año	2.41	2.37
Lechones Nacido Totales /parto	13.3	14.5
Nacidos/hembra/año	32.05	34.36
Destetados/parto	10.75	11.75
Destetados/hembra/año	25.97	27.84

Tomado de: Barceló, 2009.

Cuadro 3.4. Repercusiones del tiempo de lactancia en lechones, con lactancias de 21 y 28 días.

		Duración de la lactancia	
Criterio	*Dato*	*21 días*	*28 días*
Consumo de alimento	Entre el día 13 y 15 de vida, el lechón comienza a consumir alimento	Sólo se les da una semana para adaptarse al alimento sólido. Los días previos al destete, el consumo de alimento balanceado representa el 5%.	Previo al destete, el consumo de alimento balanceado representa el 15%. Mejor adaptación al alimento sólido
Sistema inmune	Brecha inmunitaria inferior antes de las 4 semanas de vida.	Sistema inmune inmaduro, depende de las IgA adquiridas de la leche materna.	Inmunidad activa más eficaz a partir de la cuarta semana de vida.

b. <u>Amamantamiento cruzado o lactancia cruzada.</u>

El amamantamiento cruzado es un comportamiento natural observado en diferentes mamíferos silvestres o ferales que viven en grupos, entre ellos los cerdos silvestres, cerdos en pastoreo y en confinamiento (Mauget, 1981; Riedman, 1982; Newberry y Wood-Gush, 1985; Packer *et al.*, 1992; Maletínská y

Spinka, 2001); donde una cría mama de una hembra lactante que no es su madre. Esto sucede en diferente proporción (Maletínská y Spinka, 2001) (Figura 3.20).

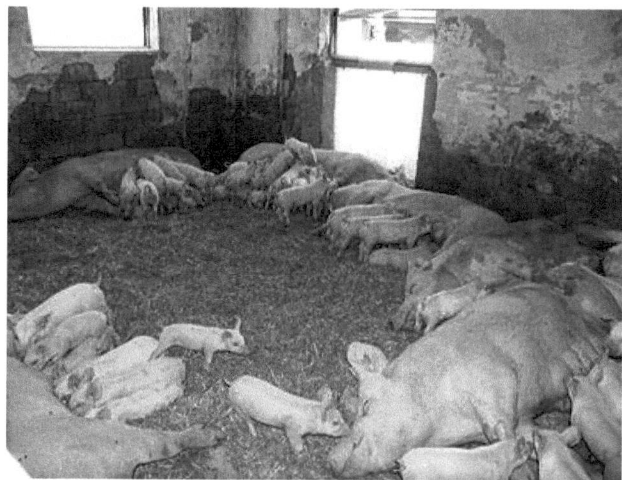

Figura 3.20. Lactación grupal en corral con cama profunda. Se observan lechones de diferentes cerdas, lo que sugiere a la presencia de amamantamiento cruzado. Disponible en: https://www.freefarrowing.org/freefarrowing/info/1/farrowing_systems/21/group_systems

Los problemas que presenta el amamantamiento cruzado, suelen ser serios en la mayoría de las ocasiones, por lo que se requiere especial atención cuando se realicen lactancias grupales (Olsen *et al.*, 1998; van Nieuwamerongen *et al.*, 2014).

Se ha observado que en grupos pequeños que van entre 5 y 11 cerdas, el porcentaje de amamantamiento cruzado disminuye. Conforme se manejan grupos más pequeños el porcentaje de presentación de este fenómeno va declinando (Fraser y Broom, 1990; Maletínská y Spinka, 2001). A su vez, se ha visto un aumento de este comportamiento cuando la edad, talla y tamaño de los lechones es muy variado (Braun y Jensen, 1988; Maletínská y Spinka, 2001).

Cuando recién se agrupan las cerdas y los lechones, se da un pico en la frecuencia de amamantamiento cruzado. También aumenta durante la cuarta semana de lactación, cuando la eyección de la leche comienza a declinar (Maletínská y Spinka, 2001).

Las cerdas multíparas tienden a controlar mejor el amamantamiento cruzado, algunas de las estrategias que utilizan son: evitar el inicio del amamantamiento cuando hay cerdos ajenos cerca, mejor sincronización entre madres y terminar con la actividad cuando hay muchas peleas por las tetas (Maletínská y Spinka, 2001) (Cuadro 3.5).

Cuadro 3.5. Ventajas y desventajas del amamantamiento cruzado.

Ventajas	*Desventajas*
Beneficios en el estado físico de los lechones provenientes de madres que no producen la cantidad de leche necesaria para su camada.	Puede verse elevada la competencia por los pezones, lo que resulta en el aumento de lesiones en la cabeza y a nivel carpal.
Remoción de leche sobrante y disminución de la presión en las mamas.	Las cerdas se llegan a estresar por la mezcla de los lechones y el constante masajeo de las ubres.
Tamaño de los lechones más uniformes.	Mayor agresividad de las cerdas hacía los lechones que no son de su camada y desorganización en el orden de las tetas.
Los lechones adquieren anticuerpos variados, lo que les da una mayor inmunidad contra diversos patógenos.	Transmisión de patógenos.
	Elevada proporción de falta de amamantamiento y mamado sin eyección de leche.
	La cerda nodriza tiene un mayor desgaste, ya que tiene que producir leche para su camada y para los lechones de otra madre.

Compilado y adaptado de: Goetz y Troxler, 1995; Olsen *et al*, 1998; Pedersen *et al.*, 1998; Maletínská y Spinka, 2001; Roulin, 2002; Bohnenkamp *et al.*, 2013; van Nieuwamerongen *et al.*, 2014.

5. Sistemas alternativos de lactancia

5.1 Modelo Västgöta o Sistema Sueco de cama profunda:

Una gran variedad de edificios pueden ser adaptados para este tipo de sistema, como son las viejas instalaciones para la producción porcina o hasta galpones tipo túnel. Consiste en el albergue de cerdas cercanas al parto y lactando, en instalaciones con cama profunda (Hogs your way [4 junio 2017]).

El espacio vital mínimo en este sistema es de 7.53 m^2 para una cerda con su camada (Halverson *et al.*, 2006) (Cuadro 3.6).

Cuadro 3.6. Comparación del sistema sueco y el sistema convencional.

	Sistema Sueco	Sistema convencional
Edificios	Sencillos, fáciles de modificar	Para un solo propósito, especializado
Nivel de producción potencial	Alto	Alto
Gestación	Grupal	Jaulas individuales
Parto	Corral individual o cubículos de libre elección	Jaulas paridera
Lactación	Grupal con cama profunda	Jaulas paridera
Destete	Las cerdas se retiran y los lechones se quedan en el corral	Los lechones se mueven a otra área
Pisos	De concreto cubierto con cama	De piso emparrillado con fosas para el estiércol
Estiércol	Seco	Líquido
Cama	Sí	No
Alimento	Húmedo	Seco
Comportamiento y bienestar de los cerdos	Importante	Sin importancia

Adaptado de: Honeyman, 1995.

Existen dos versiones de este modelo:

5.2 Sistema Ljunström.

Las cerdas son albergadas en corrales individuales para el parto y la lactación temprana (Figura 3.21); una vez que los lechones han cumplidos los 14 a 21 días de

edad, la cerda y su camada son transferida a una sala de lactación colectiva
(Halverson *et al.*, 2006). Los corrales son grandes y llevan cama profunda. El corral
puede tener un área emparrillada para que la cama no se ensucie tanto. En el área
donde estará el comedero de los lechones (*creep-feeding*), se coloca un foco o una
fuente de calor, para que los lechones descansen ahí y se minimicen los
aplastamientos.

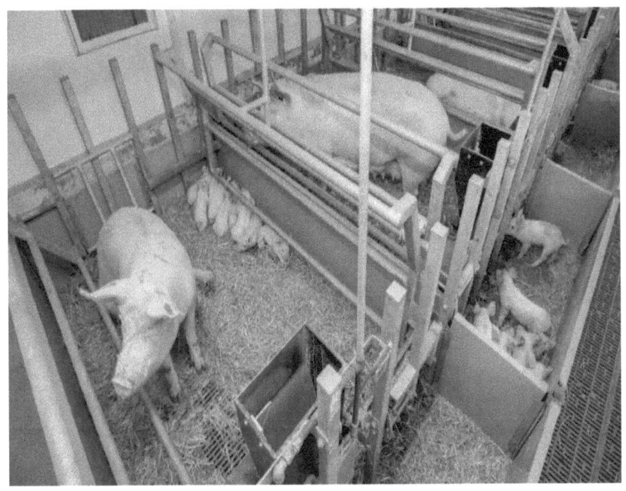

Figura 3.21. Corrales paridero emparrillados con cama. Disponible en:
https://www.farminguk.com/News/360-sow-pen-wins-science-award_38210.html

Cuando se realiza el movimiento de los animales a la lactación grupal, este
agrupamiento se realiza de forma gradual; primero dos o tres cerdas con los lechones
son agrupadas, después de algunas horas se introducen más cerdas y lechones. Estos
grupos pueden ser formados con seis o hasta 16 cerdas, sin embargo se recomiendan
grupos de entre 8 y 10 madres. Los grupos más pequeños se consideran ineficientes
económicamente, mientras que en los que exceden a las 16 hembras, son más difíciles
de manejar ya que hay más peleas (Figuras 3.22 a 3.25) (Honeyman, 1995).

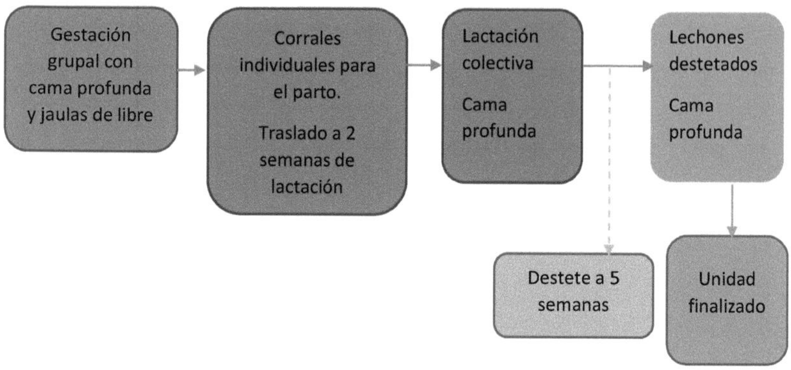

Figura 3.22. Manejo de los animales en el sistema Ljunström.
Adaptado de: Honeyman, 1995.

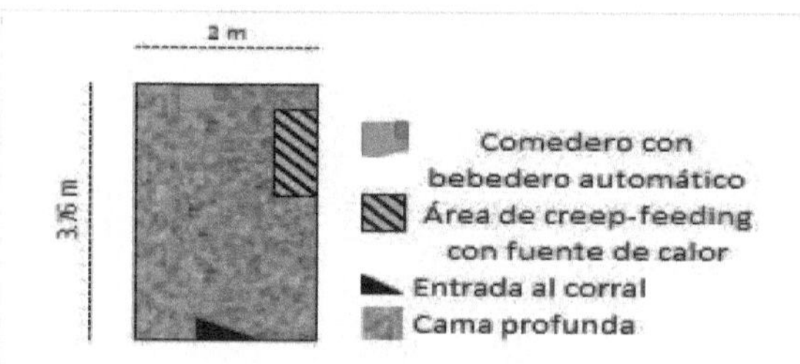

Figura 3.23. Paridero en sistema Ljunström

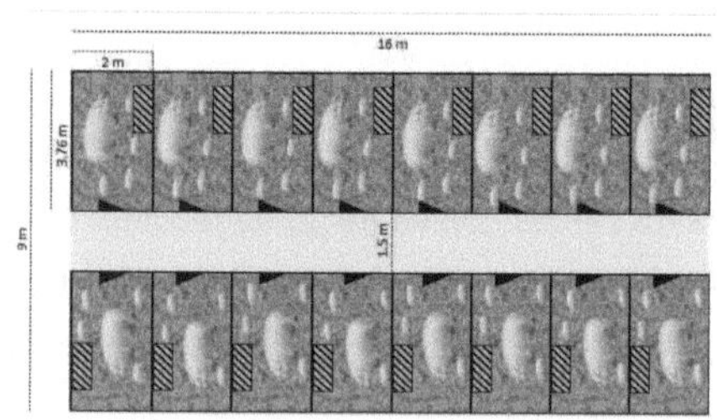

Figura 3.24. Sala de partos en sistema Ljunström. Medidas de la sala:
16m por 9m, con un pasillo de 1.5m. Morales-Ramírez, 2018.

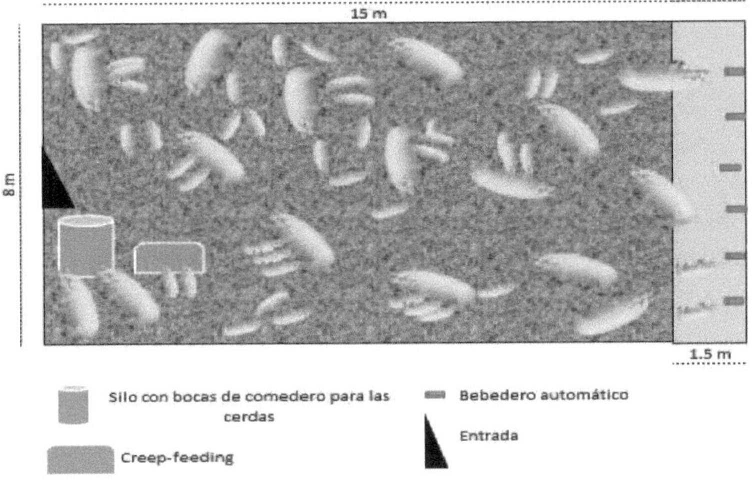

Figura 3.25. Corral de lactación grupal en sistema Ljunström. Medidas: 15m por 8 m, con área de bebederos de 1.5 m de ancho. Morales-Ramírez, 2018.

5.3 Sistema Thorstensson

A diferencia de la versión anterior, las cerdas pasan todas juntas al área de maternidad; es decir, no se usan corrales individuales (Honeyman, 1995). El parto se lleva a cabo dentro de cajas nidales temporales que se encuentran en corrales con cama profunda (Honeyman, 1995; Halverson *et al.*, 2006). Es similar a la crianza a campo, ya que las cerdas tienen la libertad de elegir el cubículo donde parirán, y pueden entrar y salir para refrescarse, comer, tomar agua y socializar (Honeyman, 1995).

Cuando las cerdas ingresan a la sala de maternidad, los cubículos o cajas están colocados con la parte frontal abierta para que puedan entrar y salir fácilmente. En la parte central del corral se coloca paja abundante para que las cerdas puedan tomarla para la construcción del nido, en el interior de la caja nidal; además de la cama que se encuentra dentro del cubículo (Halverson, 1991).

Una vez que los manejadores observan que el parto va a iniciar, el cubículo es cerrado, y éste se abre, hasta que el parto concluye (Halverson, 1991). Esta caja mantiene a los lechones dentro por alrededor de dos semanas (Figura 3.26), hasta que ésta se retira (Figura 3.27) (Halverson, 1991; Halverson *et al.*, 2006). Se añade cama diariamente al realizar la revisión de los animales (Honeyman, 1995).

Los lechones en el grupo de lactación, tienen una diferencia de edad entre tres y cinco días; además, llega a haber una leve presentación de amamantamiento cruzado, pero no al grado de desgastar a las cerdas (Honeyman, 1995).

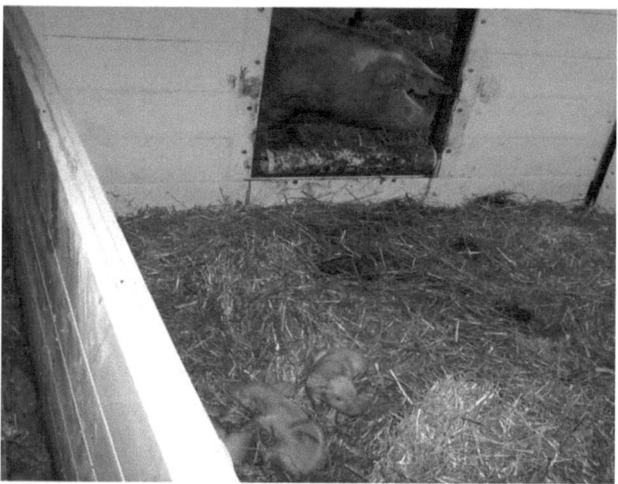

Figura 3.26. Lechones en el interior del cubículo, mientras la mamá sale a comer, refrescarse, orinar y defecar, y socializar. https://wcroc.cfans.umn.edu/research-programs/swine/housing

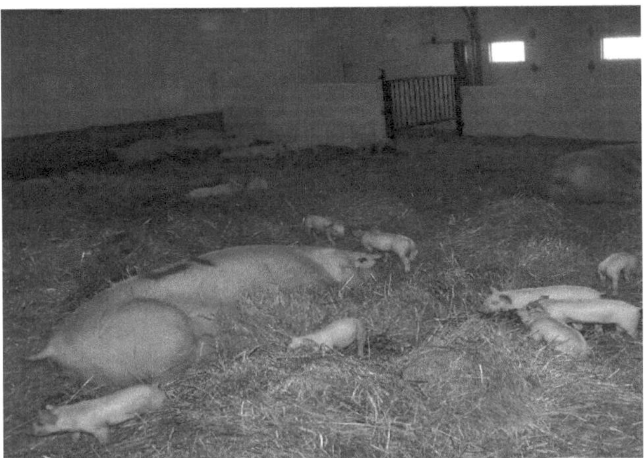

Figura 3.27. Lactación colectiva después de haber retirado los cubículos. Disponible en: https://wcroc.cfans.umn.edu/research-programs/swine/housing

Las cerdas salen de la sala de maternidad a la quinta o sexta semana de lactación, que será la edad a la que se destetan los lechones; estos últimos se quedan en el corral hasta que finaliza la engorda (sistema *farrow to finish*, ver capítulo 3) (Halverson, 1991), o hasta que estos alcanzan las 14 semanas o los 25 a 30 kg y son llevados al área de finalización. Este manejo minimiza el estrés en los lechones, al no ser ellos los que son trasladados (Figura 3.28) (Honeyman, 1995). Las salas para este sistema son largas y tranquilas. El suelo es de concreto, el área de los bebederos debe medir 1.25 m de ancho y 40 cm de alto. Gracias a los cubículos y al calor generado por la abundante cama, estas salas no requieren ser acondicionadas con fuentes de calor extra (Honeyman, 1995).

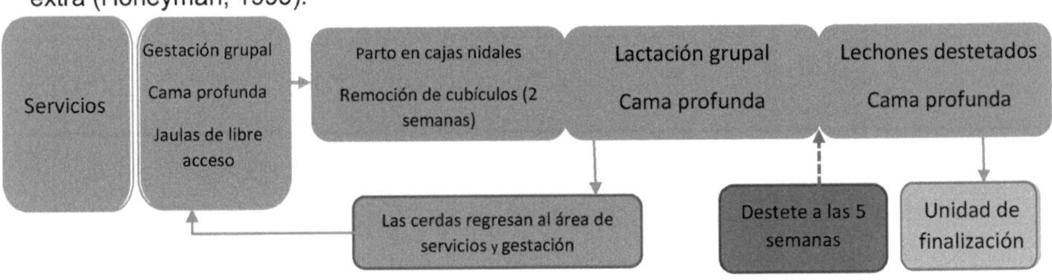

Figura 3.28. *Manejo de los animales en el sistema Thorstensson.*
Adaptación de: Honeyman, 1995

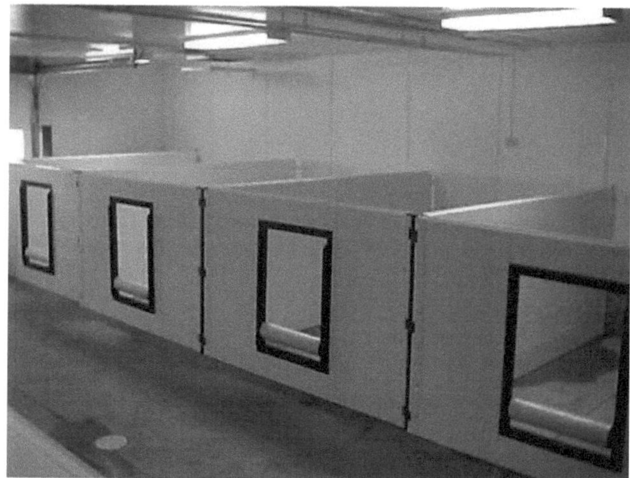

Figura 3.29. Cajas nidales instaladas para la llegada de las cerdas próximas a parir. Tomado de: Li *et al.*, 2010. Disponible en: https://wcroc.cfans.umn.edu/research-programs/swine/housing

Caja nidal o cubículo

Ésta era originalmente de madera, generalmente mide 1.83 por 2.44 m, lo que da un espacio de 4.46 m^2 para la cerda y su camada; pero se recomienda dar 5.95 m^2 o más (Halverson *et al.*, 2006). En la entrada cuenta con un escalón acondicionado con un rodillo, éste sirve para proteger las glándulas mamarias de las cerdas cuando entran y salen, a su vez evita que los lechones salgan antes de la edad señalada, la altura de esta estructura es de 40 cm (Figura 2.29) (Halverson *et al.*, 2006).

Actualmente existen cajas desmontables más especializadas, las cuales cuentan con un área para los lechones donde la cerda no tiene acceso, esta área está acondicionada con una fuente de calor; además las cajas tienen tubos metálicos para prevenir el aplastamiento con diferentes posiciones; además cuenta con bordes que protegen a los lechones, y al igual que las originales, permiten la entrada y salida de las cerdas (Figuras 3.30 a 3.33) (The natural farrowing system, 2017).

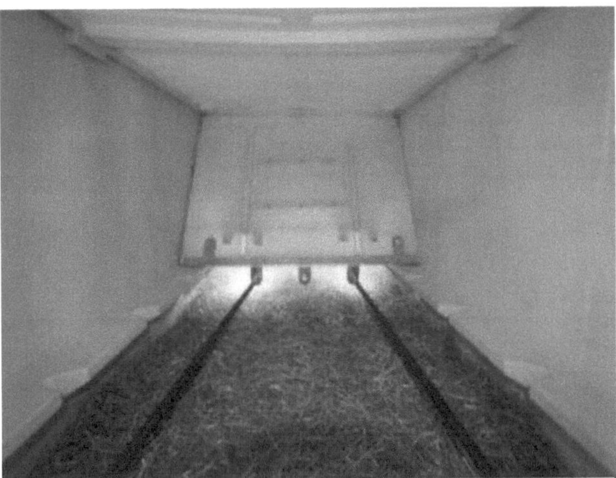

Figura 3.30. Interior de caja nidal, al fondo se observa el área para los lechones, y laterlamente se observa la barra y los tubos que previenen el aplastamiento. Tomada de: The natural farrowing system, 2017.

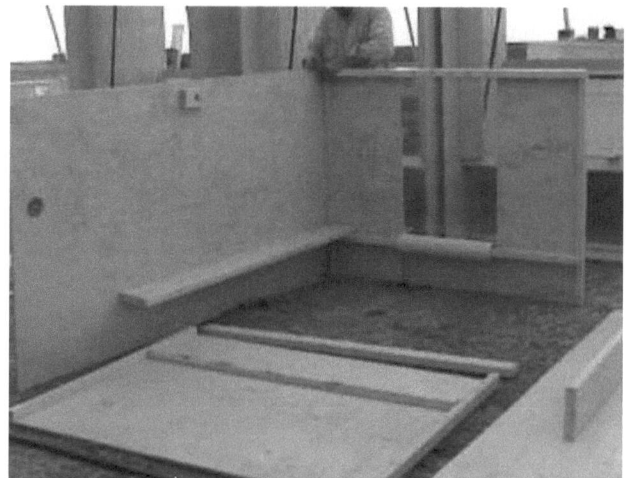

Figura 3.31. Caja desarmada. Tomado de: The natural farrowing system, 2017.

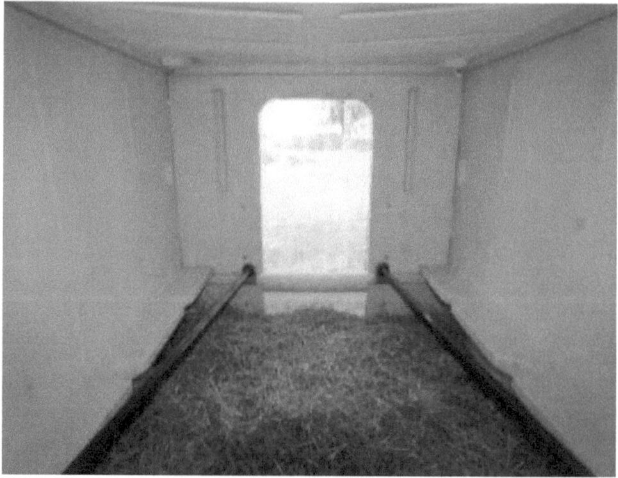

Figura 3.32. Interior de caja, al fondo se ve la entrada, con el rodillo para proteger a la cerda. Tomado de: The natural farrowing system, 2017.

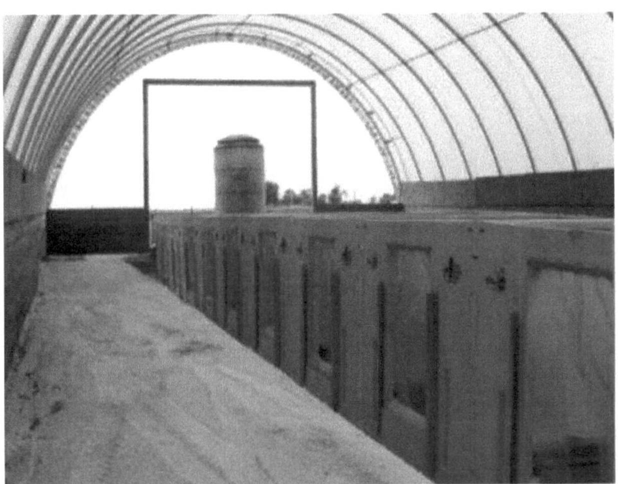

Figura 3.33. Cajas nidales instaladas en un galpón tipo túnel. Tomada de: The natural farrowing system, 2017.

A continuación se puede observar un ejemplo del sistema (Figuras 3.34 y 3.35).

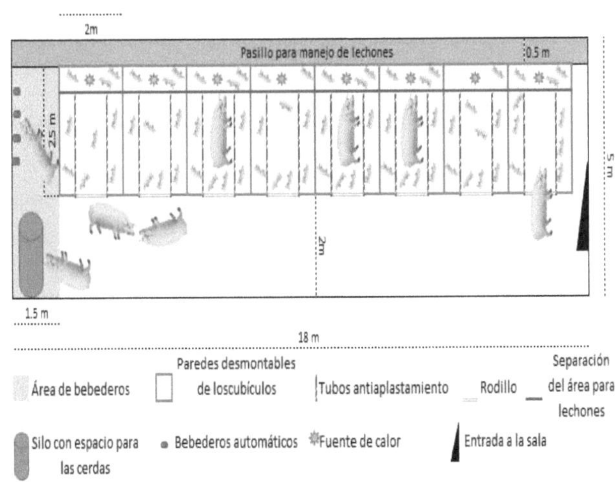

Figura 3.34. Galpón tipo túnel con cajas nidales, en sistema Thostensson. Dicho sistema debe llevar cama profunda, pero para poder observar mejor los detalles en el interior de los cubículos no se agregó. Morales-Ramírez, 2018.

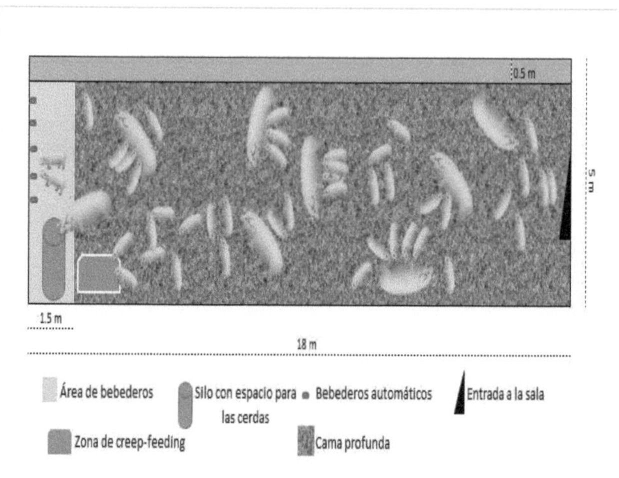

Figura 3.35. Galpón tipo túnel que alberga gestación grupal después de retirar los cubículos en sistema Thorstensson. Morales-Ramírez, 2018.

En una granja familiar de Minnesota, Estados Unidos, se realizó un estudio para evaluar la eficiencia productiva de las cerdas alojadas en tres diferentes instalaciones. La investigación se realizó durante tres años para observar el desempeño de las cerdas durante el parto y la lactación; se compararon diferentes aspectos del desempeño de las cerdas en jaulas paridera convencionales, cajas nidales y corrales (Stassen, 2001, 2003).

En los aspectos de manejo encontraron las siguientes diferencias (Cuadro 3.7). Mientras que los parámetros promedio registrados fueron los siguientes (Cuadro 3.8):

Cuadro 3.7. Comparación del manejo en jaulas, cajas nidales y corrales.

	Jaulas	*Cajas nidales*	*Corrales*
Limpieza	Es más tardada su limpieza, y se ensucian más	Su limpieza es rápida; la cama sucia se debe cambiar diario. Las cerdas tienden a orinar y defecar en un solo punto	Su limpieza es rápida; la cama sucia se debe cambiar diario. Las cerdas tienden a orinar y defecar en un solo punto
Aplastamiento	Tienden a tener mejores resultados (menos lechones aplastados) en los primero 4 días de nacidos	Obtuvieron la misma cantidad que en jaula	En esta instalación se observan más lechones aplastados, sobretodo mientras sigue el parto, ya que la cerda tiende a cambiar de posición
Reactividad de las cerdas	Menos reactivas al realizar manejos a los lechones	Más reactivas	En éstos, las cerdas son más reactivas que en los dos anteriores
Apetito (Cerdas)	Normal	Aumentado, por mayor actividad	Aumentado, por mayor actividad

Adaptado de: Stassen, 2001, 2002 y 2003.

Cuadro 3.7. Comparación de los parámetros en tres diferentes instalaciones para el parto y la lactación.

	Jaulas	*Cajas nidales*	*Corrales*
Nacidos totales	9.35	8.61	8.83
Número de lechones aplastados	1.2	1.2	1.67
Lechones vivos	8.5	8.22	8.1
Lechones destetados	7.21	6.98	6.67
Sobrevivencia al destete (%)	79.5 %	83.5 %	74.5 %

Adaptado de Stassen, 2001, 2002, 2003.

5.4 Sistema SWAP

Sistema Danés, el cual consiste en un corral de semi-confinamiento como las cajas nidales. Su nombre proviene del inglés *Sow Welfare and Piglet Protection*, que en español quiere decir: Bienestar de las cerdas y protección para los lechones. La base de este sistema es: "Inicia como un corral" (del inglés: *Starts with a pen*) (Moustsen *et al.*, 2013).

El diseño del corral es similar al utilizado en el sistema Ljunström, con la diferencia que el SWAP cuenta con una jaula modificada. Uno de los lados de la jaula es oscilante, éste en conjunto con una pared inclinada sirve para restringir el movimiento de la cerda durante los primeros días post-parto, cuando el riesgo de aplastamiento es mayor (Moustsen *et al.*, 2013).

El diseño del corral SWAP es el siguiente (Figura 3.36):

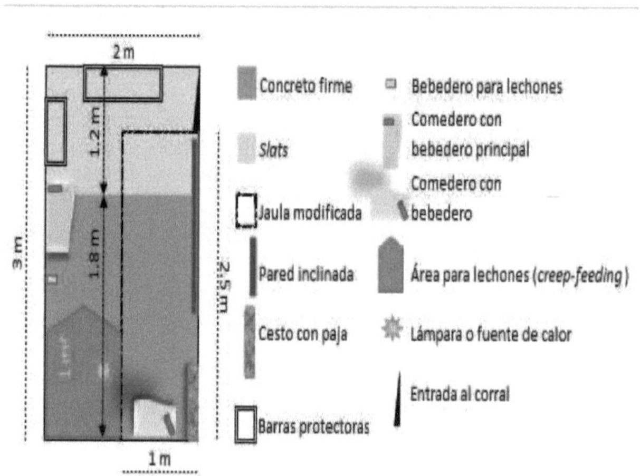

Figura 3.36. Diseño de corral SWAP. Adaptada de Seges, 2013.

El área de *creep-feeding* o la lechonera (depende el caso), deben estar del lado del pasillo por donde pasan los trabajadores, para que sea más sencillo realizar cualquier tipo de manejo, sin necesidad de ingresar al corral (Seges, 2013).

La superficie debajo de la cabeza y los hombros de la cerda debe ser lisa y sin bordes afilados, para prevenir las lesiones en hombros, y para una mejor manipulación del sustrato ofrecido. En la parte posterior del corral, es decir atrás de la cerda, debe haber un espacio por si se requiere algún manejo durante el parto. De igual forma, el metro cuadrado de espacio exclusivo para los lechones, debe ser de una superficie lisa y se le puede agregar cama (Seges, 2013).

Para que quede más claro el modo en que funciona un corral SWAP, se explica a continuación (Figura 3.37):

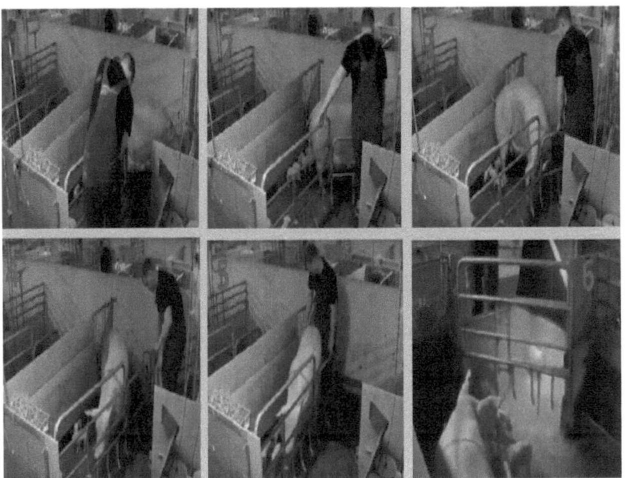

Figura 3.37. Explicación de cómo funciona un corral SWAP, para el armado y desarmado de la jaula. Imágenes tomadas de: https://www.youtube.com/watch?v=TJDHJ1Y1roI.

1. Al entrar el manejador comienza a deslizar la parte tubular de lo que será la jaula, la cual estaba plegada frente a la lechonera.
2. Con la misma reja va guiando amablemente a la cerda para que se acomode.
3. La cerda gira para quedar dentro de lo que será la jaula.
4. El manejador coloca la puerta y con la misma acomoda a la cerda.
5. Finalmente cierra por completo la jaula.
6. Una vez que termine de realizar el manejo para el que encerró a la cerda o un par de días después del parto, esta es plegada de nuevo, y

la reja funciona como protección para que la cerda no tenga acceso al área de los lechones (*creep*).

Existen otros tipos de alojamiento con jaulas temporales, como son los sistemas patentados por diferentes empresas europeas, como: 360° Farrower y Combi-flex. Sin embrago, el manejo y diseño es muy similar al sistema SWAP (Compassion in world farming, 2018).

Existen estudios similares que arrojan resultados que varían mucho, ya que la mortalidad total va de 9% hasta 30%. Sin embargo, en países donde las jaulas-paridera han sido prohibidas existe más información, como es el caso de Suecia, donde demostraron que la mortalidad de lechones en corrales-paridera son muy similares a las econtradas en jaulas-paridera convencionales (Corrales: Pérdidas=17.2% de 18,824 camadas; Jaulas-paridera: 18.1% de 44,837 camadas [Figura 3.38]) (Baxter *et al.*, 2011).

Baxter *et al.* (2011), comparó diferentes sistemas de alojamiento para el área de maternidad, en dicho estudio obtuvieron los siguientes resultados (Cuadro 3.9):

Cuadro 3.9. Promedio de resultados productivos ($\pm$ s.e.) y tamaño de muestra estudiado (*n*) para diferentes sistemas de alojamiento para partos. Los datos de mortalidad fueron corregidos a un tamaño de camada estandarizado de 11 lechones.

Sistema	Tamaño de la camada ($\pm$ s.e)	Nacidos vivos ($\pm$ s.e)	Mortalidad total (% $\pm$ s.e)	Mortaliad de nacidos-vivos total (% $\pm$ s.e)	Mortalidad total (%) corregida a un tamaño de camada de 11	Mortadad de nacidos-vivos (%) corregida a camada de 11
Jaula convencional	11.1 (0.14) *n=80*	10.4 (0.16) *n=67*	18.3 (0.63) *n=96*	11.5 (0.59) *n=78*	18.1	11.3
Jaula modificada						
Permiten a la cerda girar	10.0 (0.49) *n= 3*	8.9 (0.05) *n= 2*	16.3 (2.68) *n=4*	11.4 (2.5) *n=5*	18.3	13.4
Plegable	11.9 (0.13) *n=13*	10.9 (0.15) *n= 9*	17.4 (0.95) *n=14*	11.7 (1.26) *n=10*	15.6	9.9
Corral	11.7 (0.28) *n=40*	11.3 (0.28) *n= 38*	20.7 (1.21) *n= 35*	14.2 (0.94) *n= 38*	19.3	12.8
Grupo						
Ljunström	12.5 (n/a) *n=1*	11.9 (0.35)	28.0 (n/a) *n=1*	22.3 (2.3) *n=2*	25.0	19.3
Thorstensson	12.1 (0.24) *n=9*	11.3 (0.18) *n=9*	23.7 (2.26) *n= 13*	19.2 (2.05) *n=8*	21.5	17.0
Nidos de libre acceso, luego agrupación	10.5 (0.9) *n=4*	10.9 (0.24) *n=5*	18.7 (6.01) *n=3*	17.0 (1.68) *n=15*	19.7	18.0
Enjaulada para el parto	11.1 (0.67) *n=5*		16.6 (4.46) *n= 6*	18.1 (5.14) *n= 5*	16.8	18.3
Corral familiar	13.0 (n/a) *n=1*		22.3 (2.88) *n= 5*	18.8 (4.13) *n=3*	18.3	14.8
Extensivo						
Con solario	11.7 (0.84) *n=1*		20.4 (0.29) *n=3*	15.0 (2.33) *n=3*	19.0	13.6
Libre (a campo)	11.9 (0.44) *n= 10*		17.0 (2.05) *n=26*	16.8 (3.99) *n= 10*	15.2	15.0

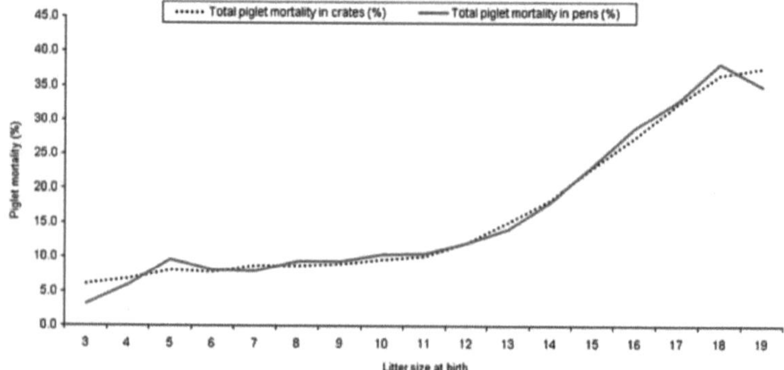

Figura 3.38. Efecto del tamaño de la camada en la mortalidad total, en jaula-paridero convencional y sistemas de parto libre (en corral). Tomada de: Baxter *et al.*, 2011. Mortalidad total de lechones nacidos en jaula (del inglés, *Total piglet mortality in crates*), Mortalidad total de lechones nacidos en corral (del inglés, *Total piglet mortality in pens*), Mortalidad de lechones (del inglés, *Piglet mortality*), Tamaño de la camada al nacimiento (del inglés, *Litter size at birth*).

6. Propuesta para el área de maternidad

Como continuación del ejemplo realizado en el Capítulo I, se obtuvieron los siguientes datos:

Cuadro 3.10. Datos obtenidos mediante cálculos en Excel, para el diseño del área (Morales-Ramírez, 2018).

Datos	
Número de cerdas que pueden pasar a parto	9
Días de lactación	28
Ritmo de producción (Días)	21

Cuadro 3.11. Cálculo de lugares para el área de maternidad, para una piara de 50 hembras reproductoras (Morales-Ramírez, 2018).

.

TA	FAB	ES	EB	Lug.	TI	Cap.	Cant.	EV (m^2)	EC (m^2)	EÁ (m^2)
♀L	9	6	2	18	CG	9	2	7.3	62.5	125.14
					CIJD	1	9			

TA: Tipo de Animal, FAB: Flujo de Animales por Banda, E/S: Estancia por Semana, E/B: Estancia por duración de Banda (3 semanas), Lug.: Lugares, TI: Tipo de Instalación, Cap.: Capacidad de instalación, Cant.: Cantidad de instalaciones, EV: Espacio Vital en m^2, EC: Espacio del corral en m^2, EA: Espacio del Área en m^2, CG: Corral grupal, CIJD: Corral Individual con Jaula Desmontable.

El diseño resultante de los datos previamente mencionados, es el siguiente (Figura 3.39):

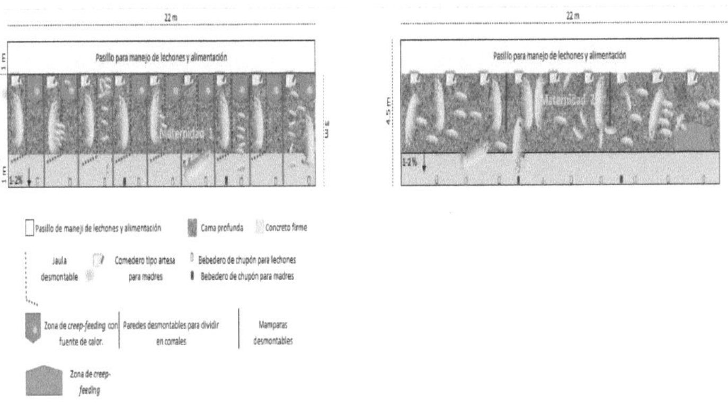

Figura 3.39. Área de maternidad con dos corrales, en la Maternidad 1 se pueden observar los CIJD (Corral Individual con Jaula Desmontable) como adaptación de la instalación tipo SWAP con un manejo tipo Ljünstrom, en la Maternidad 2 se observa el corral para la lactación grupal. Morales-Ramírez, 2018.

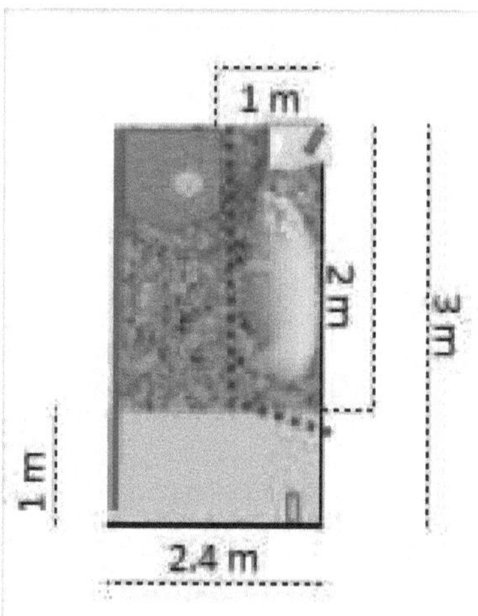

Figura 3.40. Dimensiones del Corral Individual con Jaula Desmontable. Propuesta y creación Morales-Ramírez, 2018.

La instalación propuesta consta de un galpón tipo túnel con dos corrales, ambos corrales tendrán las mismas medidas y serán de cama profunda. Habrá un comedero para cada madre, tratando de asemejar la manera en que consumen alimento en la Jaulas de Libre acceso, y así evitar peleas por competencia de alimento.

Por cuestiones de manejo, las cerdas ingresarán a esta área a las 15 semanas de gestación, cuando entren al corral, este no tendrá divisiones ni jaulas, así que continuarán como grupo. A la semana 16 de gestación se colocarán los Corrales Individuales con Jaula Desmontable (CIJD) [jaulas, lechoneras, fuentes de calor y paredes] de tal modo que cada cerda quedará aislada en un corral.

Recién aisladas, las jaulas estarán abiertas para que las cerdas puedan entrar y salir. Una vez que comiencen los signos de que el parto se acerca o bien cuando se haya programado el parto, las cerdas serán encerradas en la jaula, para prevenir el aplastamiento de los lechones durante el parto.

Dos días después del parto se abre o pliega la jaula y se deja libre en el corral a la cerda con los lechones, a menos que tengamos cerdas agresivas, las cuales pueden estar hasta una semana en la jaula para proteger a los lechones (Baxter *et al.*, 2011). Un par de días antes de que termine la segunda semana de lactación se retiran los CIJD, y se juntan las camadas y las madres. Esos dos días antes de que termine la segunda semana de lactación, les dará tiempo a los trabajadores para lavar y desinfectar el equipo.

Cuando en una maternidad hayan cerdas finalizando la segunda semana de lactación, en la otra maternidad habrán cerdas finalizado la décimo quinta semana de gestación, por lo que una vez lavado y desinfectado el equipo, este podrá ser colocado en la otra maternidad.

Una vez llegado el destete, las cerdas serán llevadas al corral de Servicios y Gestación que está vacío, mientras que los lechones serán llevados como grupo a un galpón tipo túnel donde estarán desde el destete hasta la finalización.

Este manejo está basado en un sistema Ljunström, pero haciendo uso de los corrales similares a los SWAP, para minimizar el aplastamiento de lechones que se observa en los corrales tradicionales del sistema Ljünstrom.

Resumen del capítulo

El diseño del área de maternidad puede ser tan versátil como se deseé o como se requiera. De los diferentes sistemas mencionados anteriormente, se pueden tomar cosas de unos y de otros, para así tener un sistema que cubra las necesidades sociales, económicas, ambientales y de bienestar animal, como se realizó en la propuesta de este capítulo (Figura 3.41).

En este capítulo se tocaron puntos muy importantes que se ven directamente reflejados en el bienestar animal y productividad de las hembras y los lechones. Tales como las consecuencias positivas que tiene el proporcionarles sustrato a las cerda para la construcción del nido, así como la duración de la lactancia para promover un mejor desarrollo fisiológico y mayor bienestar animal de los lechones, lo cual se verá reflejado en el desempeño durante el destete-engorda.

El reto más grande con el que se enfrentan los porcicultores al convertir esta área en alternativa, es la cantidad de lechones que mueren por aplastamiento durante la lactancia. Sin embargo, gracias a diversas investigaciones, se han adaptado y creado nuevas tecnologías como las cajas nidales o las jaulas SWAP, las cuales promueven el bienestar animal y alcanzan mortalidades similares a las que se observan en las jaulas-paridero convencionales.

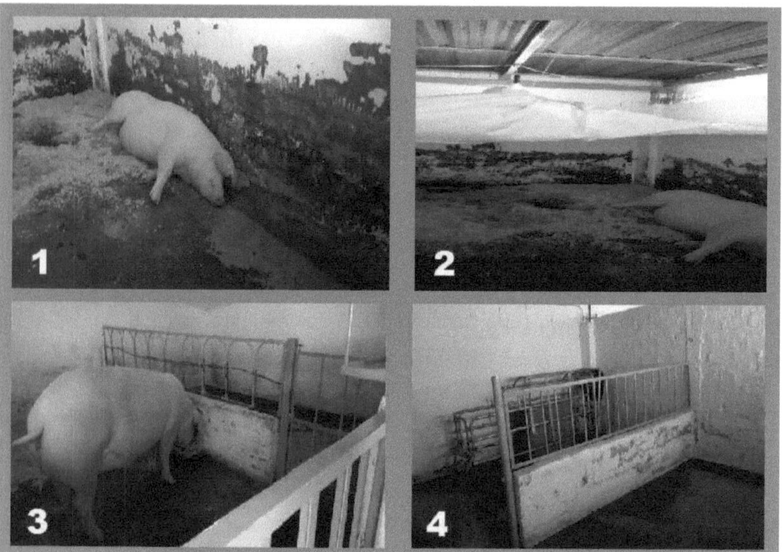

Figura 3.41. Manejo de cerdas gestantes próximas a parir en granja ubicada en Tláhuac, Ciudad de México.

1) Cerda en corral individual con sustrato para cama, 2) lona adaptada para control de temperatura 3) comedero individual fabricado por el productor, 4) jaula instalada a un lado del corral para encerrar a la cerda cuando esté próxima al parto y minimizar aplastamientos. Fotografías cortesía de: Pasante de MVZ. Juliette García Guerra.

Capítulo IV

Destete – Engorda

1. Introducción

Los sistemas convencionales utilizan dos etapas en la producción del cerdo de abasto, que incluyen la crianza o destete y la engorda o ceba. Este tipo de crianza se ha utilizado para hacer más eficiente el uso de las instalaciones (Wolter *et al.*, 2001).

El destete es uno de los eventos más estresantes en la vida de un cerdo, ya que los lechones son enfrentados a diferentes retos como son: la separación de su madre, el manejo, la transportación, una fuente de alimento diferente, estrés por reagrupamiento y jerarquización, y un ambiente físico diferente (Figura 3.1); todo esto contribuye en alteraciones inmunes e intestinales, que resultan en un pobre estado de salud, disminución en el crecimiento y menor consumo de alimento, en la primera semana, lo que se refleja en tasa de mortalidad de 3 o 4% (Manteca y Ruiz, 2004; Campbell *et al*, 2013).

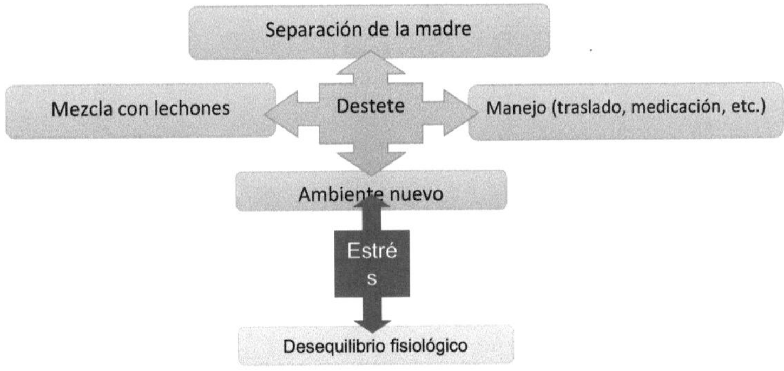

Figura 4.1. Consecuencias del destete. Morales-Ramírez, 2018.

En condiciones naturales, el destete es inducido por la cerda y generalmente se da alrededor de las 11 y las 17 semanas de vida; mientras que en la porcicultura actual, el destete se realiza de forma temprana y abrupta, los lechones son separados de sus madres entre los 7 y 35 días de vida (comúnmente a los 21 días), dependiendo del país y del sistema en el que estos sean criados (Manteca y Ruiz, 2004; Colson *et al.*, 2006).

La estructura y función del intestino de los cerdos destetados de forma temprana, sufre cambios en la actividad enzimática, absorción y secreción. Uno de esos cambios es el acortamiento de las microvellosidades y el aumento en la profundidad de las criptas. Se ha demostrado que en los lechones que son destetados antes de los 21 días, las microvellosidades decrecen del 25 al 35% con respecto al tamaño que tenían 24 horas antes de la separación de la madre; este acortamiento se extiende hasta el quinto día post-destete, y llega a alcanzar la mitad de lo que medía originalmente (Campbell *et al.*, 2013). Por su parte, Gil Rueda (2017) menciona que las microvellosidades pueden acortarse hasta un 70% (Figura 4.2).

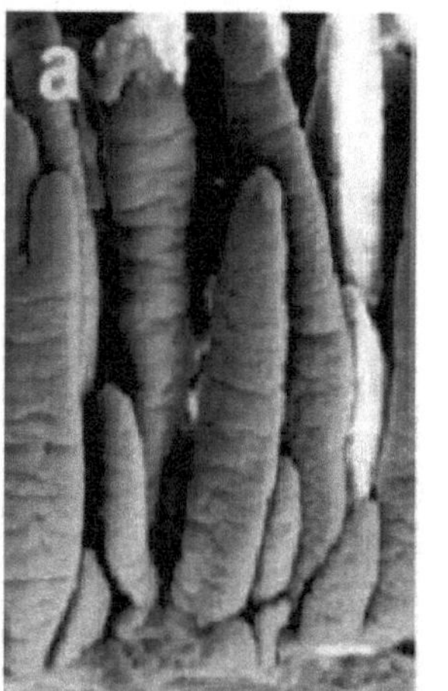
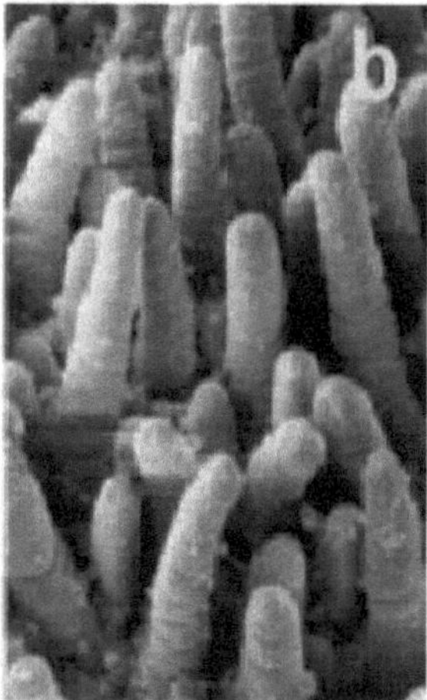

Figura 4.2. Efecto del destete sobre las microvellocidades del intestino. Visto por microscopia electrónica: a). Microvellocidadeades antes del destete; b) microvellosidades en el tercer día post-destete. Tomado de: Gil-Rueda, 2017.

Además se ha reportado la disminución de la actividad enzimática, principalmente de enzimas como lactasa, amino-peptidasa, maltasa, tripsina, amilasa y fosfatasa alcalina. Todas estas alteraciones afectan la capacidad de digestión, absorción, y secreción del intestino delgado; y por último, altera la función de la barrera intestinal, lo que facilita la presentación de diarreas post-destete (Lackeyram *et al.*, 2010; Lalles, 2010; Campbell *et al.*, 2013).

Como consecuencia de todo lo anterior, el lechón recién destetado pierde entre 10% o más del peso vivo durante los dos primero días post-destete y pueden no recuperarlo hasta pasada una semana (Figura 4.3). Esto puede observarse más en lechones destetados muy precozmente y en los más pequeños de la camada (Gil-Rueda, 2017).

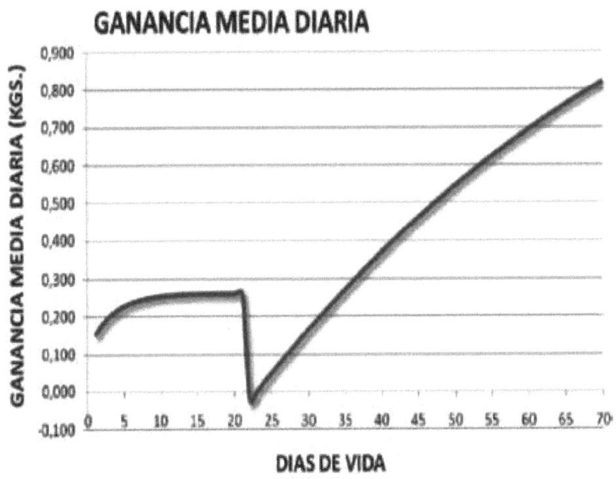

Figura 4.3. Efecto del destete sobre la ganancia media diaria del lechón. Tomado de Gil-Rueda, 2017.

Los cerdos que son separados de sus madres antes de los 28 días de edad, dedican menos tiempo a descansar, muestran más conductas de escape, menos interacción con los cerdos con los que conviven, y menos tiempo alimentándose, comparado con los cerdos que fueron destetados de mayor edad (Worobec *et al.*, 1999; Davis *et al.*, 2006).

Al hablar de animales recién destetados es importante mencionar el ambiente en el que se encuentran, ya que se ha observado que los lechones que son enfrentados a ambientes aburridos, invierten más tiempo en comportamientos de manipulación dirigidos a sus compañeros, tales como: morder, hozar y masajear, a diferencia de los cerdos que cuentan con paja u otro sustrato como cama (Figura 4.4); además de una mayor actividad agonista, entre los lechones con ambientes poco enriquecidos, y por lo tanto con pobres estímulos exploratorios. Se ha reportado el impacto de estas agresiones post- destete, debido a un elevado costo en la eficiencia económica y en el bienestar animal (Chaloupková *et al.*, 2006; Jiménez y Martínez, 2011).

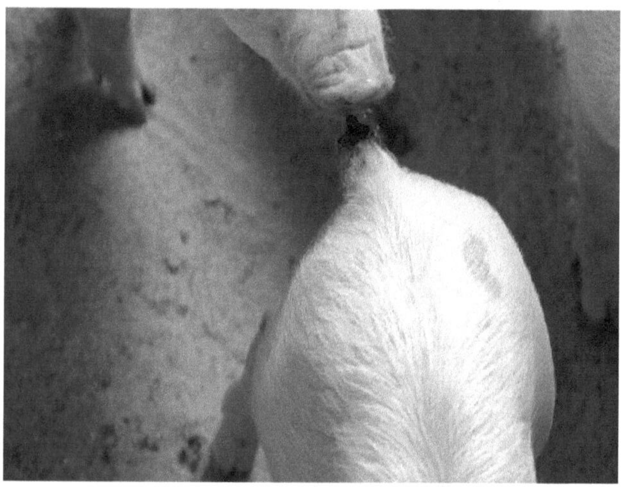

Figura 4.4. Mordedura de cola; la cola se observa necrosada. Disponible en: http://razasporcinas.com/control-con-autovacunas-de-las-mordeduras-de-colas-en-cerdos-por-staphylococcus-hyicus/

Por otro lado está el área de engorda o ceba, donde los cerdos de engorda de producciones convencionales son alojados bajo condiciones de alta densidad poblacional y sin un sustrato para explorar; esto es contradictorio si se compara con el comportamiento de los cerdos en vida libre, los cuales ocupan gran parte del día explorando su entorno y alimentándose (Jong, 2000). Los cerdos que se encuentran en libertad o semi-libertad, invierten el 40% del tiempo exploratorio en hozar (Stolba y

Wood-Gush, 1984; Animal Welfare Approve, 2013); además ocupan más del 50% de las horas luz al día para alimentarse (Figura 4.5 y 4.6) (Stolba y Wood-Gush, 1989; Rodríguez *et al.*, 2009). Como se puede observar en la figura 4.5, los cerdos se encuentran relajados explorando; en contraste con los cerdos de la figura 4.6, donde los cerdos se encuentras hacinados, sucios, y la mayoría tienen una zona necrosada donde debería estar la cola, por lo que es muestra de que hay mordedura de cola en el corral.

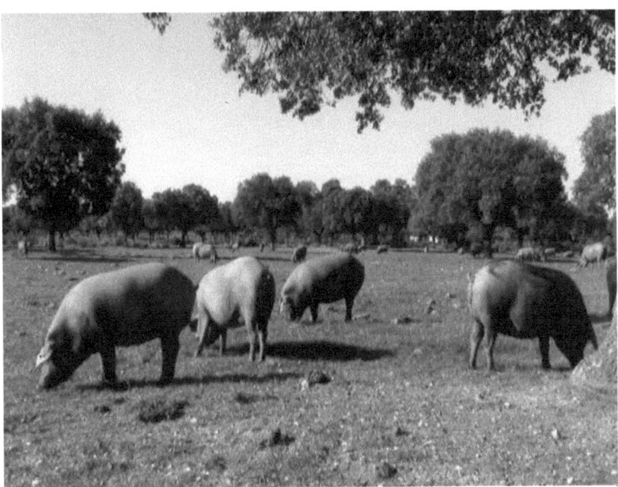

Figura 4.5. Cerdos ibéricos explorando; tipo de crianza a campo (extensivo). Disponible en:
http://www.ciurana.es/es/utilidad/21/alimentaci_oacuten_del_ce
rdo_ib_eacuterico_cebo_cebo_campo_y_bello

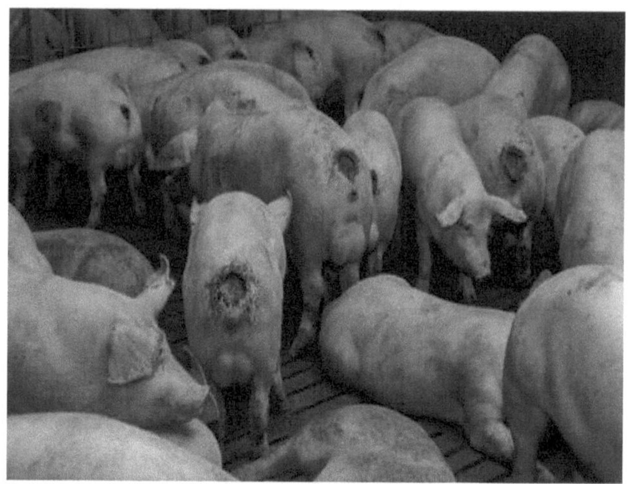

Figura 4.6. Engorda convencional de cerdos, en corrales de piso de concreto. Disponible en: http://www.aussiepigs.com/blantyre

Al inicio de esta etapa los animales son transportados y mezclados en nuevas instalaciones, esto trae consigo peleas, debido a la jerarquización basada en interacciones agonísticas bidireccionales, lo cual sirve para regular el acceso a los recursos (Puppe, 1998). Los recursos más importantes para los cerdos son: el alimento y el lugar para descansar (Figura 4.7) (Chapinal *et al.*, 2006).

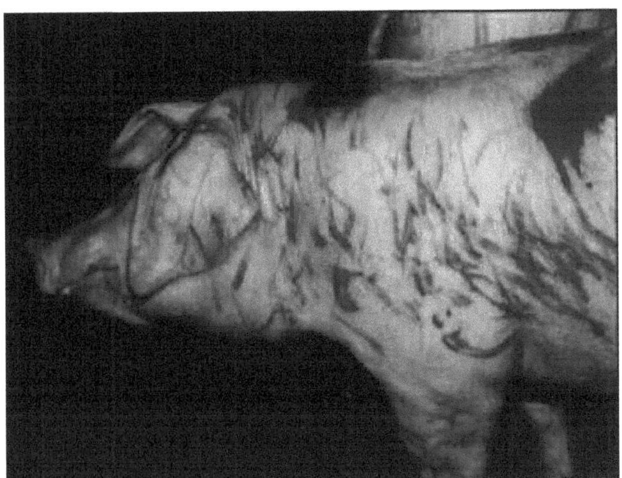

Figura 4.7. Cerdo con lesiones en la piel, tras peleas por la mezcla con cerdos de otras camadas. Disponible en: http://qpc.adm.slu.se/5_Entire_Male_Pigs/page_15.htm

Se ha visto que en los alojamientos donde los cerdos son mezclados con individuos desconocidos, las peleas son de mayor intensidad -tiempo y agresión- que cuando no se realiza este manejo; dichas peleas pueden durar algunos días o se pueden alargar por varias semanas. Las peleas tienden a durar más y ser más serias, cuando hay una menor diferencia de talla entre los animales mezclados. (Puppe, 1998; Anderse *et al.*, 2000; Schmolke *et al.,* 2003; Fredriksen *et al.*, 2008). Como consecuencia de estas peleas, la salud y la productividad del cerdo se ve afectada negativamente (Jong, 2000).

Para contrarrestar los problemas antes mencionados en los cerdos de la línea de engorda, se han comenzado o vuelto a utilizar sistemas de producción alternativos (Figura 4.8). Pero además de los beneficios sobre el bienestar animal, que más adelante se desarrollarán, también se han observado beneficios en el capital de inversión, el cual puede variar de un 40 a un 70% con respecto al costo de los sistemas convencionales (Bravo y Herradora, 2010).

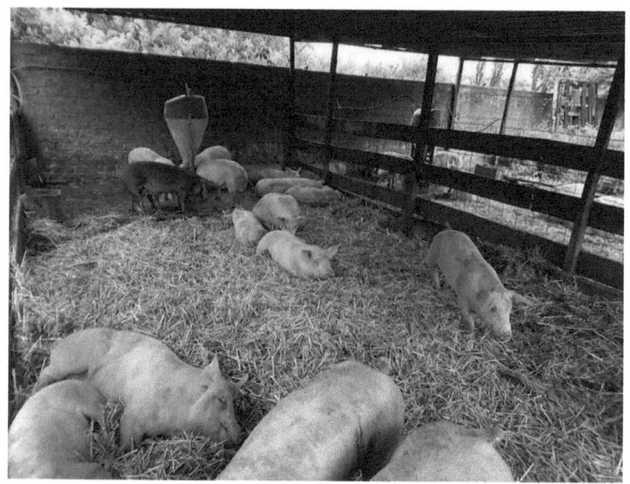

Figura 4.8. Cerdos de la línea de engorda, en un corral con cama profunda de paja. Granja Porcina GARYBA, ubicada en Morelos, México. Cortesía del MVZ. Carlos I. Colin Longar.

Al instaurar un sistema alternativo para crianza de cerdos de la línea de engorda, se debe tomar en cuenta cómo se realizará el manejo de estos, específicamente cómo se agruparán; para así realizar un correcto diseño de instalaciones.

2. Sistemas de agrupamiento

A diferencia del sistema convencional que maneja dos etapas de crianza, en los sistemas alternativos se trata de minimizar esta división para evitar las peleas a causa de la constante mezcla de animales.

Existen dos sistemas para la crianza de los animales de la línea de engorda, y la elección del que será utilizado depende de las necesidades y capacidades del productor y los trabajadores.

En ambos sistemas es también factible realizar el manejo grupos grandes, que pueden ir desde 50 hasta 2000 cerdos (Bravo y Herradora, 2010).

2.1 Sistema del Parto a la Finalización (del inglés, *farrow-to-finish*).

La idea principal de este sistema radica en criar a los cerdos en la misma instalación, es decir que permanecerán en el mismo alojamiento desde que nacen hasta que son finalizados. En este caso se puede hablar del sistema Libre de Estrés Específico (SSF por sus siglas en inglés, *Specific Stress Free*), donde el estrés de los cerdos más que ser prevenido, es minimizado (Ekkel *et al.*, 1995; Herradora y Morales, 2015).

En el SSF, no sólo se reduce el estrés por el transporte y mezcla de los animales, adicionalmente se proporciona un ambiente -temperatura, humedad, corrientes de aire, cantidad de luz, enriquecimiento ambiental, etc.- y alimentación adecuados, y se suministra cama, lo que permite que los cerdos expresen por completo su capacidad de crecimiento (Ekkel *et al.*, 1995; Herradora y Morales, 2015) (Figura 4.9).

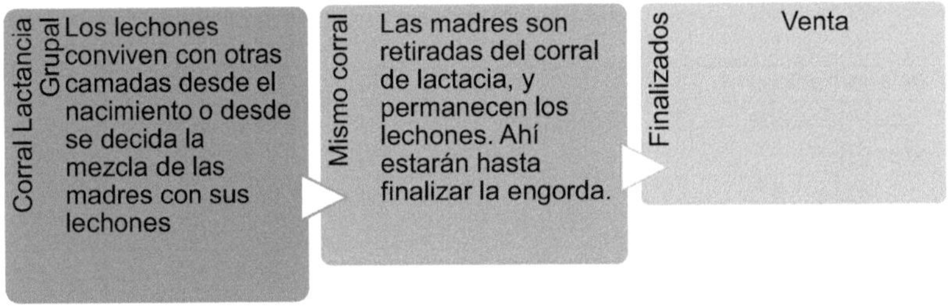

Figura 4.9. Explicación gráfica del manejo en el sistema *farrow-to-finish*. Morales-Ramírez, 2018.

Al comparar el desempeño de los cerdos en un sistema *farrow-to-finish* contra un sistema convencional donde los animales son mezclados más de una vez, se observa un mejor crecimiento de los cerdos principalmente en la etapa de finalización (Cuadro

4.1) (Ekkel *et al.*, 1995); además, los encuentros agonísticos disminuyen considerablemente, inclusive en corrales donde todos los machos son enteros (Fredriksen *et al.*, 2008).

Cuadro 4.1. Efecto del sistema de crianza durante la lactación, crianza y finalización.

	Sistema de crianza	
	Convencional	*SSF[1]*
Periodo lactación		
Promedio de ganancia diaria de peso (g)	245 ± 9	255±11
Peso vivo a los 26 días (kg)	8.09 ± .29	8.27 ± .31
Periodo de crianza		
Promedio de ganancia diaria de peso (g)	479 ± 12	528 ± 14
Consumo diario de alimento (g)	711 ± 26.9	767 ± 42.1
Peso vivo a los 60 días (kg)	24.38 ± .58	26.22 ± .63
Periodo de finalización		
Promedio de ganancia diaria de peso (g)	721 ± 17	814 ± 13
Consumo diario de alimento (g)	1,941 ± 40	2,149 ± 63
Peso vivo a los 143 días (kg)	84.80 ± 1.86	95.09 ± 1.53

[1] SSF= Por la siglas en inglés Specific Stress Free, que en español quiere decir Libre de estrés específico (*farrow-to-finish*). Adapatado de: Ekkel *et al.*, 1995.

2.2. Sistema del Destete a la Finalización (del inglés, *wean-to- finish*).

Este sistemas convierte en una sola fase, las fases conocidas como crianza, crecimiento, desarrollo y finalización; evitando así la continua reagrupación, mezcla de animales y transporte (Larson y Honeyman, 2000) (Figura 4.10).

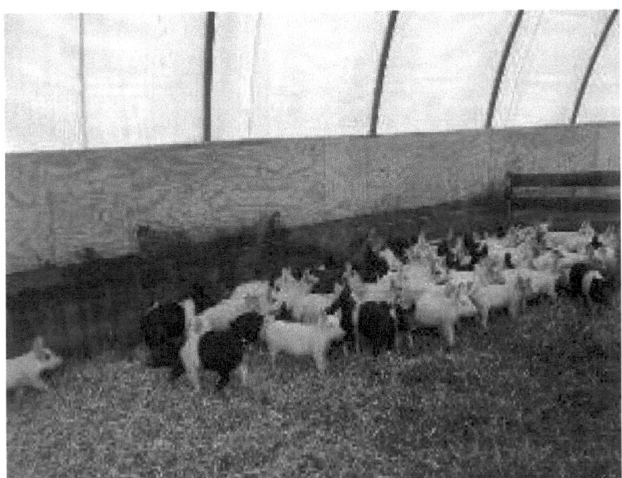

Figura 4.10. Lechones de diferentes camadas mezclados en un galpón tipo túnel con cama profunda. Disponible en: https://chismheritagefarm.com/tag/deep-bedding/

Dicha forma de crianza otorga diversas ventajas, tales como: mayor eficiencia laboral, reducción de costos por transportación de cerdos de un sitio a otro y el incremento en la ganancia diaria de peso (Dhuyvetter *et al.*, 2014).

Hay dos formas de manejar este sistema, las cuales se muestran en la figura 4.11. En esta se observan dos colores que distinguen a las dos formas de realizar el manejo en este sistema. El representado con el color azul consiste en un manejo menos estresante, ya que los lechones conviven con otras camadas desde el nacimiento o desde que se decida la mezcla de las camadas en el área de maternidad, posteriormente todos los lechones que convivieron durante la lactancia son llevados al corral donde se llevarán a cabo la crianza y la engorda hasta que sean finalizados y vendidos. Por otro lado tenemos el manejo representado con el color verde, donde los lechones no conviven durante la lactación y son mezclados hasta el momento del destete, cuando se forma el lote que permanecerá junto hasta ser finalizada la engorda.

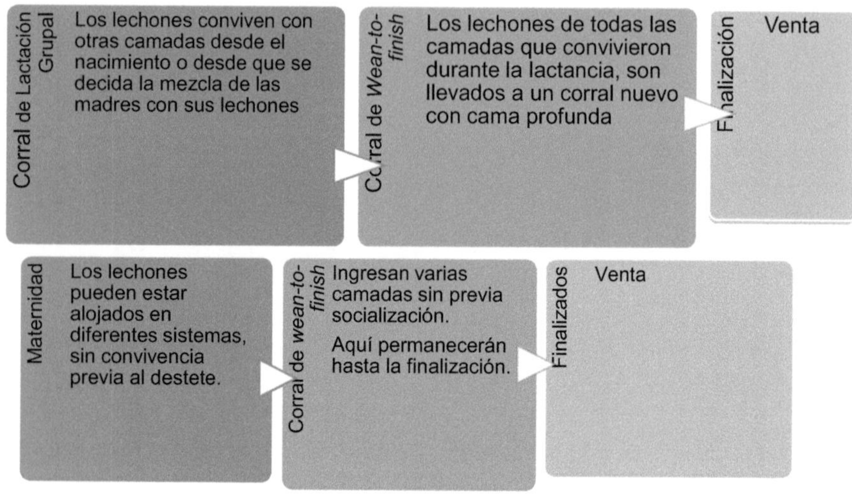

Figura 4.11. Dos formas de manejo en el sistema *farrow-to-finish*. Morales-Ramírez, 2018.

Una de las cuestiones más importantes al establecer un sistema de crianza *wean-to-finish,* es el tamaño adecuado del grupo. Los grupos grandes -de más de 100 cerdos- pueden ayudar a reducir los costos por instalación; en un estudio realizado por Wolter *et al.* (2001), se observó que el desempeño productivo y la calidad de la canal, no se veían afectados, en grupos de 25 a 100 animales (Cuadro 4.2).

Así mismo, en el estudio realizado por Brumm *et al.* (2000) no se encontraron diferencias significativas en el consumo diario de alimento, eficiencia en la conversión alimenticia, y ganancia diaria de peso (Cuadro 4.3 y 4.4).

Cuadro 4.2. Efecto del tamaño del grupo sobre el peso, la ganancia diaria de peso y el consumo diario de alimento, en un sistema wean-to-finish.

	Tamaño del grupo		
	25	*50*	*100*
No. De cerdos	200	400	800
No. De corrales	8	8	8
Peso (kg)			
Inicio de la prueba	5.9	5.9	5.9
Al finalizar la semana 8	34.8	33.9	33.9
Al finalizar la prueba	116.4	116.1	116.2
Ganancia diaria de peso (g)			
Inicio a la semana 8	512	499	498
Semana 8 al final del estudio	716	708	733
Inicio del estudio al Finalizar	655	648	658
Consumo diario de alimento (g)			
Inicio a la semana 8	815	818	821
Semana 8 al final del estudio	2,232	2,206	2,231
Inicio del estudio al Finalizar	1,759	1,755	1,759
Duración del estudio (días)	168	167	166

Adaptado de: Wolter *et al.*, 2001.

Cuadro 4.3. Impacto de los diferentes tipos de alojamiento y agrupación de lechones en la etapa de destete.

	Sistema de alojamiento		
	WF[a]	*DD[b]*	*CC[c]*
No. De corrales	12	12	12
Peso destete (kg)	5.08	5.08	5.08
Peso día 56 (kg)	28.62	26.85	27.62
Promedio de GDP (g)	417.3	390.09	403.7
Promedio consumo diario de alimento (g)	694.0	644.1	666.78

[a]WF= wean-to-to finish, en corral con emparrillado total. 0.7 m^2 / lechón.
[b]DD= Doble Densidad. Destete en corral emparrillado; 0.35 m^2 / lechón. A las ocho semanas, los lechones fueron divididos en dos grupos, uno se quedó en el mismo corral y otro fue llevado a un corral de finalización. Fueron finalizados con un espacio vital de 0.7 m^2 / cerdo. [c]CC= Crianza Convencional. Los lechones son alojados en el área de crianza o destete, y se les dio 0.35 m^2 / lechón. A las ocho semanas, fueron llevados al edificio de finalización donde se les dio 0.7 m^2 / cerdo. Adaptado de: Brumm *et al.*, 2000.

Cuadro 4.4. Efecto del alojamiento durante la etapa de engorda y finalización.

	Sistema de alojamiento			
	WF	DDM[a]	DDO[b]	CC
No. de corrales	12	12	12	12
Peso a la venta[c] (kg)	101.97	98.57	100.02	100.11
Promedio de ganancia diaria de peso (g)	852.75	852.75	839.15	839.15
Promedio de cosumo diario de alimento (kg)	2.23	2.19	2.21	2.21

[a]DDM= Doble Densidad en el Mismo corral. Mitad del lote que se quedó en el corral del destete.
[b]DDO= Doble Densidad en Otro corral. Mitad del lote que fue llevado a un corral de finalización.
[c]Peso promedio cuando el primer cerdo es llevado a la venta.
Adaptado de: Brumm *et al.*, 2000.

Una de las grandes ventajas de ambos sistemas, en donde los animales tienen la misma edad o similar y los grupos son grandes, es que se reducen los costos por concepto de instalaciones; mientras que algunos aspectos del manejo son simplificados. Además se ha observado que varias enfermedades en particular las del tipo respiratorio se pueden controlar, gracias a la reducción en el estrés que hay al minimizar el transporte y mezclado de los animales, mejorando así su respuesta inmune ante este tipo de infecciones (Bravo y Herradora, 2010).

Los cerdos bajo ambos sistemas de agrupación pueden ser alojados en instalaciones con cama profunda, para maximizar su potencial de crecimiento y favorecer el bienestar.

3. Cama Profunda

Los sistemas de cama profunda, como los galpones tipo túnel y los *cochipollos*, de los cuales se hablará más adelante; son una alternativa para los corrales tradicionales con pisos emparrillados (Honeyman *et al.*, 2000; Gentry *et al.*, 2002).

La cama es proporcionada para mejorar el confort y el bienestar de los cerdos (Maurice-Tuyttens, 2005); ésta, reduce el estrés que provoca el piso de concreto (Warnier y Zayan, 1985; Maurice-Tuyttens, 2005) o emparrillado. La importancia de esto radica en que los cerdos pasan el 80% del tiempo descansando (Figura 4.12) (Ekkel *et al.*, 2003; Maurice-Tuyttens, 2005).

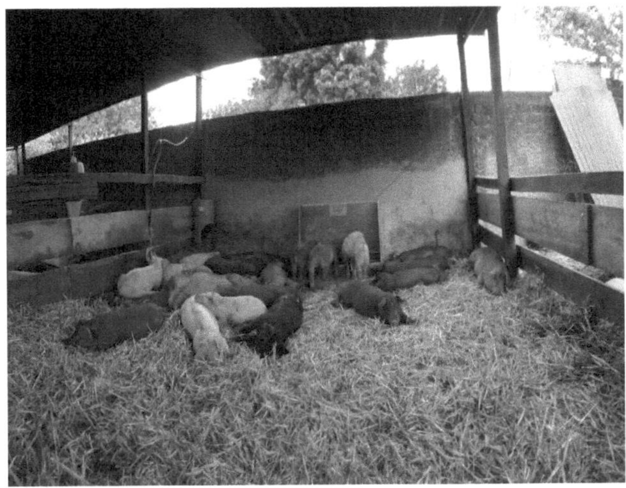

Figura 4.12. Cerdos en crecimiento en corral de cama profunda. Granja Porcina GARYBA, ubicada en Morelos, México. Cortesía del MVZ. Carlos I. Colin Longar.

En el año 1990, Simonsen realizó un estudio en un corral multiusos que contaba con cinco secciones (1. paja, 2. troncos, 3. área para mojarse, 4. área de defecación, 5. área de comederos), ahí demostró que las secciones donde los cerdos pasaban más tiempo del día, eran la sección con paja y la de comederos (Montero *et al.*, 2015).

En 1998, Beattie *et al.*, evaluaron la preferencia de sustrato en cerdos en crecimiento. En dicho estudio encontraron que estos individuos pasaban más tiempo descansando en materiales como la turba, composta de hongo, aserrín y al final arena, que sobre el concreto. En otros estudios se ha visto que estos animales prefieren descansar en un sustrato parecido a la tierra (Maurice-Tuyttens, 2005).

La cama también provee la posibilidad de que los cerdos hocen, esta conducta es importante en el comportamiento y bienestar de esta especie (Research Animals Department, 2011).

3.1 Manejo de la cama y consideraciones a tomar.

Cuando se utiliza un sistema con cama profunda, se debe tomar en cuenta que en verano el alojamiento puede alcanzar altas temperaturas, por lo que se debe proveer una buena ventilación y/o un lugar para refrescarse (Figura 4.13) (Maurice-Tuyttens, 2005).

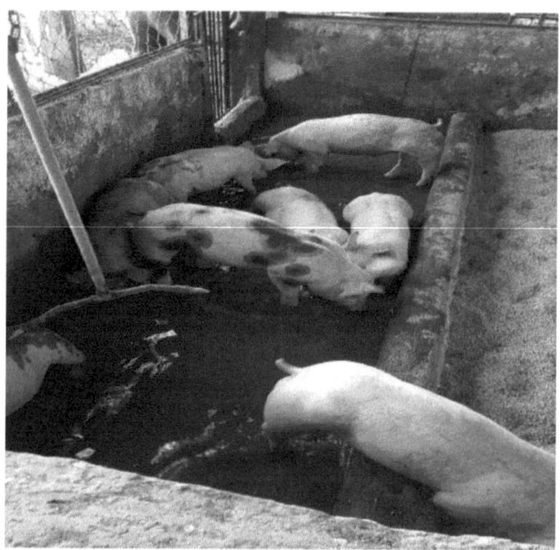

Figura 4.13. Corral de cama profunda con charca para que los cerdos se refresquen. Granja Porcina GARYBA, ubicada en Morelos, México. Cortesía del MVZ.Carlos I. Colin Longar.

Es importante que al utilizar cama profunda, se establezca un sistema de todo dentro-todo fuera, de modo que al ingresar las cerdas para parir o bien al meter a los cerdos destetados (dependiendo del sistema de agrupamiento), se coloca cama limpia y seca; dicha cama será la que estará durante el destete y la engorda. Una vez que los cerdos hayan alcanzado el peso para la venta, la galera será vaciada, se quitará en su totalidad la cama y se realizará el lavado y desinfección correspondientes, y se dará una semana de descanso a las instalaciones (Figura 4.14) (INTA, 2013; Herradora y Morales, 2015).

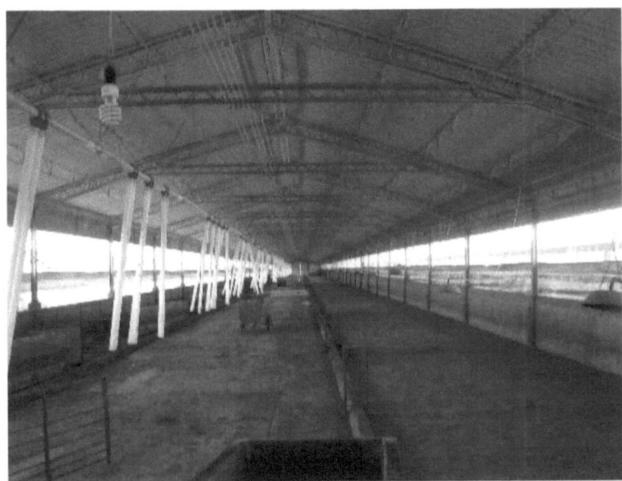

Figura 4.14. Cochipollo vacío, sin cama, en desinfección.Cortesía de: MVZ MPA Marco Antonio Herradora Lozano

Como se mencionó en el capítulo I, al usar la cama profunda es importante conocer la capacidad de absorción del sustrato que se vaya a utilizar (Cuadro 2.13, en el capítulo II) (Areque *et al.,* 2006).

Independientemente del tipo de cama que se seleccione, se recomienda que esta tenga una profundidad de entre 45 y 80 cm (Figura 4.15) (Hill, 2000; Areque *et al.,* 2006). Durante el destete y la engorda se deberá retirar la cama húmeda y será reemplazada por cama limpia y seca (Figura 4.16); la frecuencia de reemplazo dependerá de la ventilación, humedad y temperatura (Areque *et al.,* 2006).

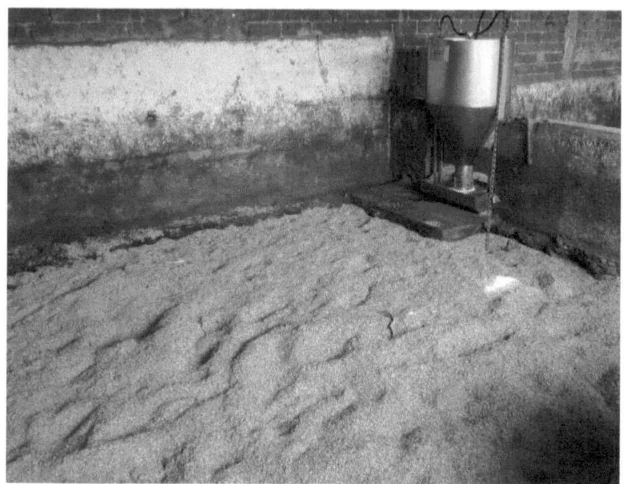

Figura 4.15. Cama nueva y limpia. Granja Porcina GARYBA, ubicada en Morelos, México. Cortesía del MVZ. Carlos I. Colin Longar.

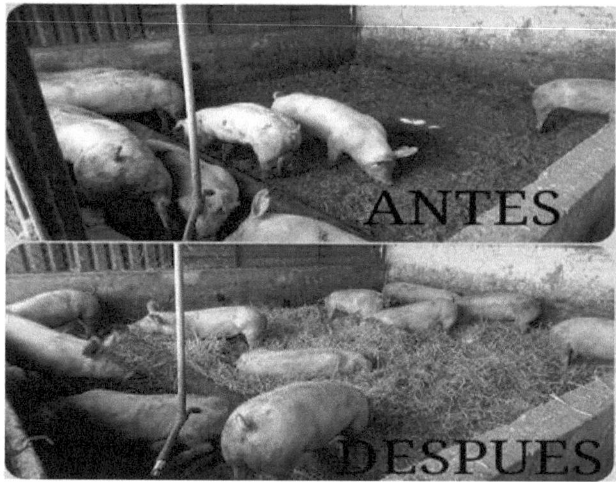

Figura 4.16. En la imagen con el texto "Antes" podemos observar la cama apelmazada, lista para ser renovada por cama limpia y seca. En la imagen con el testo "Después", se observa la cama nueva y limpia. Cortesía del MVZ. Carlos I. Colin Longar.

En cuanto a la cantidad de cama que se requerirá a lo largo del ciclo, Brumm *et al.*
(1997) sugiere la siguiente relación cerdo/kg de cama (Cuadro 4.5).

Cuadro 4.5. Kilogramo de cama por cerdo durante todo el ciclo productivo (destete-
finalización). Tomado de Brumm *et al.*, 1997.

Material	*Kg/cerdo*
Rastrojo de maíz	60
Paja de cebada	80
Paja de avena	80
Paja de trigo	80
Viruta de pino	70

Por su parte, Cruz y Almaguel (2015) encontraron lo siguiente: al usar cama de
heno de gramíneas y bagazo, se requieren 7 kg de heno y bagazo por cerdo alojado
por semana; en total se necesitan 3.8 toneladas de cama para las 14.5 semanas.

En una cama con uso óptimo, el área húmeda representará el 25%, 15% el área
blanda o de transición y el 60% de área seca o de descanso (INTA, 2013).
Al igual que en el Capítulo I se explicó, el piso del corral debe ser diseñado de tal
manera que el área de bebederos y comederos quede elevado, para que los
drenajes no se tapen con el sustrato de la cama. Para más detalles, leer el
subcapítulo "Manejo de la cama" del capítulo II.

<u>3.2 Parámetros.</u>

El uso de cama profunda no afecta los parámetros productivos: consumo diario de
alimento, ganancia diaria de peso y conversión alimenticia; así como tampoco se
han visto deterioros en las características de la canal (Honeyman y Hartmon, 2003;
Mancipe y Chaparro, 2008).

Bravo y Herradora (2010) mencionan que los cerdos criados y finalizados en
galpones con cama profunda, presentan canales significativamente más pesadas

(104.2 kg contra 96.6 kg) que los cerdos finalizados en corrales con piso emparrillado, aunque también mayor profundidad de la grasa dorsal en la última costilla (2.7 cm contra 2.4 cm). Otro beneficio se ha observado en los lomos obtenidos de cerdos finalizados en cama profunda, los cuales son más firmes, y el tocino tiene mejor calidad de degustación.

En el estudio realizado por Cruz y Almaguel (2015), se compararon aspectos productivos y sanitarios de cerdos finalizados en cama profunda (cama de bagazo y heno de gramíneas) contra cerdos criados corrales con piso de concreto sólido. Los resultados fueron los siguientes (Cuadro 4.6 a 4.8):

Cuadro 4.6. Rasgo de comportamiento de los cerdos alojados en cama de bagazo y heno, y en piso de concreto sólido.

	Cama de heno de gramíneas	Piso de concreto
Peso inicial, kg	22.21	22.14
Consumo		
Materia seca, kg/día	2.68	2.73
Proteína bruta, g/día	360	360
Ganancia media diaria g/día	727	734
Conversión alimentaria, kg alimento/kg ganancia	3.68	3.72
Peso Final, kg	96.36	97.01
Días en experimento	102	102

Tomado de: Cruz y Almaguel, 2015.

Cuadro 4.7. Características de la canal de los cerdos alojados en cama de heno de gramíneas y en piso de concreto sólido.

	Cama de heno de gramíneas	Piso de Concreto
Grasa dorsal, mm	22.2	22.6
Rendimiento canal, %	72.1	71.2

Tomado de: Cruz y Almaguel, 2015.

Cuadro 4.8. Morbilidad y mortalidad por tratamiento durante el experimento.

	Total de animales	Morbilidad*		Mortalidad	
		Enfermos	%	Muertos	%
Cama de heno de gramíneas	36	6	16.66	-	-
Piso de concreto	36	17	47.22**	1	2.77

*La morbilidad estuvo asociada a procesos respiratorios.
**La mayor incidencia encontrada en el tratamiento con piso de concreto fue influenciada por la humedad generada por la limpieza con agua que requiere este sistema.
Tomado de: Cruz y Almaguel, 2015.

Dicho experimento mostró en diferentes parámetros un comportamiento similar entre ambos tratamientos, es decir las diferencias fueron poco significativas (Cruz y Almaguel, 2015).

Como se mencionó con anterioridad, en esta etapa existen dos tipos de instalaciones con cama profunda para albergar cerdos de la línea de engorda, a continuación se explicará cada una.

4. Alojamientos con cama profunda

4.1 Galpón tipo túnel.

Porcicultores en muchas partes del mundo han buscado disminuir costos en infraestructura, por lo que están cambiando los alojamientos tradicionales por galpones tipo túnel. Este es usado principalmente para cerdos del destete a la finalización, es decir en sistema *wean-to-finish* (Brumm *et al.*, 2004).

La estructura es la misma mencionada el capítulo II. Es decir, consiste en galpones de forma tubular que son ventilados de forma natural gracias a la orientación de las naves -a favor de los vientos dominantes-. El piso es de tierra, y en un extremo hay una zona con concreto, la cual equivale a un tercio del área total del túnel; ahí es donde se ubican los comederos y los bebederos (Figura 4.17) (INTA, 2013; Herradora y Morales, 2015).

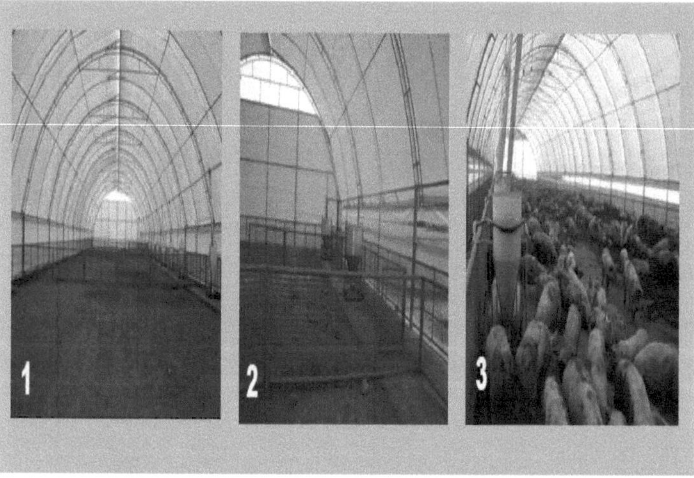

Figura 4.17. Galpón tipo túnel para la engorda de cerdos. 1) Cama de tierra y separaciones para lotificar, 2) separaciones para lotificar y comedero tipo Holandés, 3) cerdos en finalización; se observan los cerdos sucios de tierra por la cama, pero están bien definidas la zona de comederos, zona de transición y zona húmeda. Fotografías cortesía de: M. en C. Roberto G. Martínez Gamba.

La capacidad de este tipo de instalación es de hasta 200 cerdos. El espacio vital mínimo debe ser de 1.1 m^2 por cerdo, lo cual corresponde a 0.84m^2 de área con cama y 0.27 m^2 de área con concreto para cada uno (Hill, 2000; Areque *et al.*, 2006; Herradora y Morales, 2015) (Cuadro 4.9).

Cuadro 4.9. *Ventajas y Desventajas de los galpones tipo túnel para albergar cerdos de la línea de engorda* Fuente: Mancipe y Chaparro, 2008.

Ventajas	Desventajas
Menores costos de inversión inicial	La eficiencia alimenticia puede verse afectada en épocas frías
Ventilación natural	Mayor requerimiento de mano de obra al retirar y adicional la cama
Beneficios de la cama profunda (mejora bienestar animal, menor impacto ambiental, etc.).	Se requieren manejadores bien capacitados para un adecuado manejo.
Puede albergar grupos grandes de entre 180 y 200 cerdos	

A continuación se muestra un plano de un galpón tipo túnel (Figura 4.18).

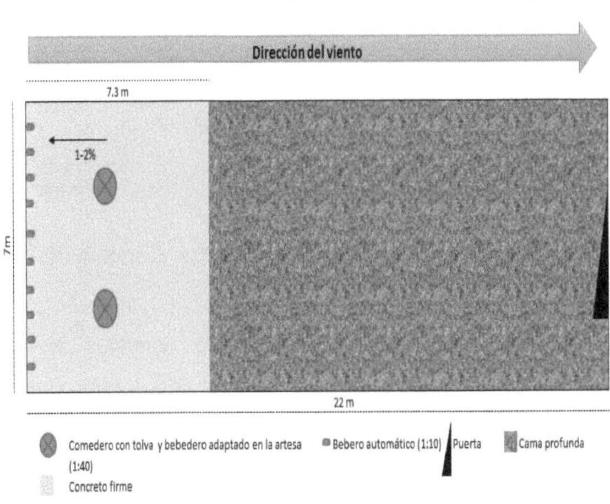

Figura 4.18. Galpón tipo túnel para 100 cerdos. Morales-Ramírez, 2018.

4.2. <u>Galpón sin divisiones, galera para pollos de engorda o *Cochipollo*.</u>

Este tipo de instalaciones fueron originalmente diseñadas para la crianza de pollos de engorda, pero al buscar alternativas más rentables para la crianza de cerdos, se comenzaron a usar para esta última (Figura 4.19) (Areque *et. al.*, 2006; Utrera *et al.*, 2007). Es por eso, que en México se les conoce coloquialmente como *cochipollos* (Trujillos y Martínez, 2001).

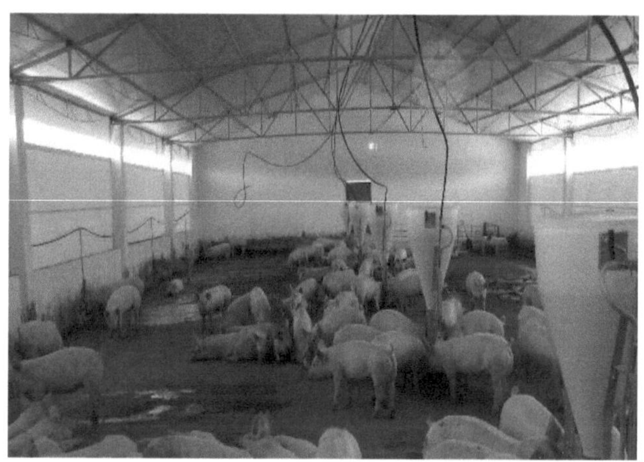

Figura 4.19. *Cochipollo* para la engorda de cerdos. Cortesía de: MVZ MPA Marco Antonio Herradora Lozano.

Aquí se pueden manejar grupos muy grandes de animales en una sola instalación. Bravo y Herradora (2010) mencionan que hasta 1,500 cerdos, mientras que Mancipe y Chaparro (2008) dicen que hasta 2,800 cerdos; en contraste con los sistemas convencionales que por lo general se manejan grupos de 25 cerdos por corral (Bravo y Herradora, 2010). Sin embargo, se ha visto un mejor desempeño en grupos de 200 a 250 individuos (González, 2005).

Por el diseño original de estos galpones, muchas veces combinan ventilación natural con aspersores, o bien únicamente ventilación natural. El sistema de alimentación es seco-húmedo (González, 2005). Y el espacio que se les debe dar a los cerdos puede ir de 1.2 m^2 (Bravo y Herradora, 2010) a 1.4 m^2 (González, 2005) (Cuadro 4.10).

Cuadro 4.10. Ventajas y desventajas del Galpón sin divisiones o *cochipollo*.

Ventajas	Desventajas
Uso alternativo para una instalación que posiblemente no estaba siendo aprovechada	Organización social más compleja
Puede alojar a un número muy grande de animales (hasta 2800)	Por el tamaño del grupo, puede ser difícil identificar a los cerdos enfermos; por lo cual puede verse aumentada la morbilidad y la mortalidad
Por el tipo de comedero se minimiza el uso de la cama	
Ambiente controlado con ventilación natural y aspersores	

A continuación se muestra un plano de un galpón sin divisiones o *cochipollo* (Figura 4.20):

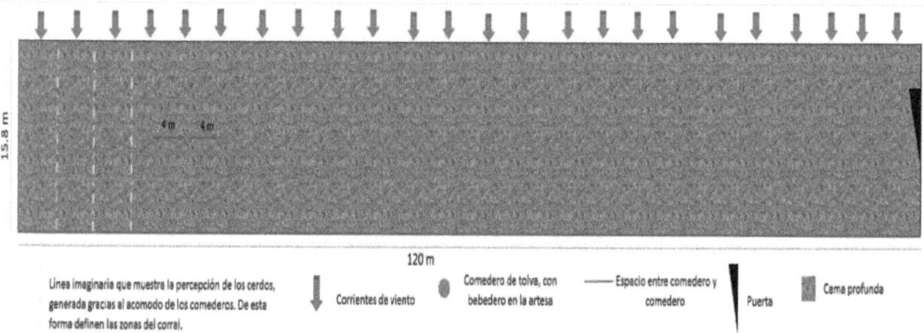

Figura 4.20. Ejemplo de galpón sin divisiones o *cochipollo*. Se realizó suponiendo que la instalación ya existía antes de destinarla a la crianza de cerdos. Creación propia.

5. Propuesta para el área de Destete-Engorda

Tomando en cuenta los datos que se obtuvieron en las propuestas de los capítulos II y III, se continuará con esta etapa.

Cuadro 4.11. Parámetros utilizados para el diseño del galpón tipo túnel, para alojar cerdos de la línea de engorda, utilizando un sistema *weaning-to-finish* (del destete a la finalización).

Lechones nacidos totales	11.9	
Lechones nacidos vivos	10.9	
Mortalidad en lactancia (%)	9.9	
Lactancia	28 días	4 semanas
Peso al destete (kg)	7	
Duración del *weaning-to-finish*	21	Semanas
Peso a la venta (kg)	100	

Adaptado de: Baxter *et al.*, 2011.

Cuadro 4.12. Cantidad de cerdos obtenidos con los parámetros [Cuadro 4.13] y la cantidad de cerdas que pueden parir en el área de maternidad.

Cerdas programadas a parir	8.57
Lechones nacidos vivos	75.26
Lechones destetados	68

Adaptado de Morales-Ramírez, 2018.

Los lechones destetados son los que se toman en cuenta para el cálculo de lugares.

1) Número de galpones tipo túnel para *weaning-to-finish*:
    a. Tiempo de ocupación del galpón: 21 semanas (147 días)
    b. Ritmo de producción (duración de las bandas): 21 días
    c. 147 días /21 días= **7 galpones**

2) Dimensión de cada galpón:
    a. Espacio vital dado a cada cerdo: 1.2 m^2
    b. Peso a la venta: 100 kg
    c. Número de cerdos: 68 cerdos
    d. Fórmula a utilizar:

    $$\frac{(\text{\# Cerdos} * \text{peso a la venta en kg}) (0.12)}{10}$$

    Donde…

    0.12 es $1.2 \text{ m}^2/100$

    10 es una constante

    e. $\dfrac{((68*100)(.12))}{10}$ = **81.37 m^2**

3) Bebederos y comederos:
    a. Bebederos automáticos de chupón.

    1 para cada 10 cerdos: 10 bebederos
    b. Comedero de tolva con chupón adaptado a la artesa.

    1 para cada 40 cerdos: 2 comederos

4) Diseño:

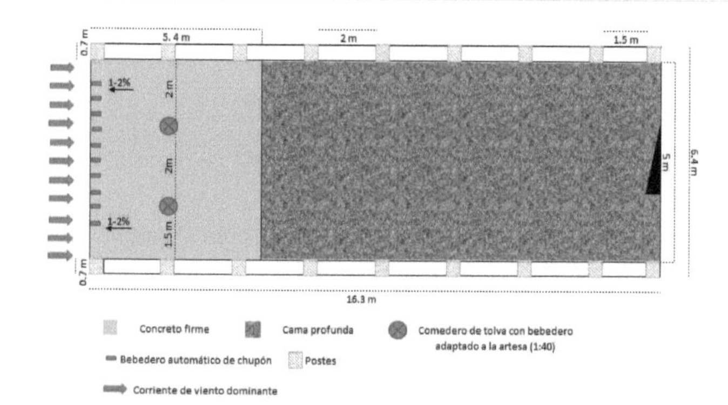

Figura 4.21. Galpón tipo túnel para alojar 68 cerdos que alcanzarán 100kg. Morales-Ramírez, 2018.

A este alojamiento llegarán los lechones destetados que estuvieron juntos durante la lactancia, aquí permanecerán hasta alcanzar el peso para la venta. Una vez finalizados, la sala será vaciada lavada y desinfectada; posteriormente se agrega cama nueva para ingresar a un nuevo lote. Habrá siete galpones iguales.

Resumen del Capítulo

Durante esta etapa los lechones se enfrentan a diversos retos que comprometen el bienestar animal y por ende la salud de estos, el reto que representa el mayor impacto para los lechones es el destete temprano y abrupto (de 28 días o menos); este evento tiene fuertes repercusiones a nivel intestinal, lo que se refleja en parámetros como ganancia diaria de peso, conversión alimenticia, etc. Es por estas razones, entre otras, que al utilizar sistemas alternativos donde los lechones sean destetados a los 28 días o más, se les proporcione cama o sustrato para enriquecimiento ambiental, se disminuya la mezcla de animales desconocidos y se les proporcione más espacio vital, se puede

151

obtener mayor productividad, menor uso de instalaciones y de mano de obra, y además se ve mejorado el bienestar animal.

Cuadro 4.13. Efecto del alojamiento sobre la ganancia diaria de peso (GDP), peso vivo final (PVF) y peso de la canal (PC). Exp.: Grupo experimental, Ctrl.: Grupo control, *Diferencia estadística (P<0.05), = Sin diferencia estadística.

Autor y año	*País*	*Tipo de alojamiento*	*GDP*		*PVF*		*PC*	
			Exp.	*Ctrl.*	*Exp.*	*Ctrl.*	*Exp.*	*Ctrl.*
Gentry, 2002	EU	Cama profunda		104.2*	96			
Guy, 2002	Inglaterra	Cama profunda	675*	627				
Honeyman, 2003	EU	Galpón tipo túnel	834*	802				
Hötzel, 2009	Brasil	Cama profunda	739	777=	111.9	116.4=	81.8	84.9=
Patton, 2008	EU	Galpón tipo túnel	810	1070*				
Rahman,2015	India	Cama profunda		80.25*	59.47	64.15*	53.27	
Sirtori, 2016	Italia	Exterior	418	449*	150.9	155.6*		
Stern, 2003	EU	Orgánico	864*	841	104.4*	102.3		

Tomado de: Herradora y González, 2017.

Las opciones que en este capítulo se explican, son adaptables a granjas ya establecidas, y resultan una opción económica para producciones que apenas se construirán, e inclusive pueden tener mayores ingresos para los productores, comercializando la cama como composta. Un ejemplo de lo anterior fue la construcción de una caseta para engorda de cerdos con techo de lona a bajo costo en una zona fría y elevada a 2600 m sobre el nivel del mar (Figura 4.22).

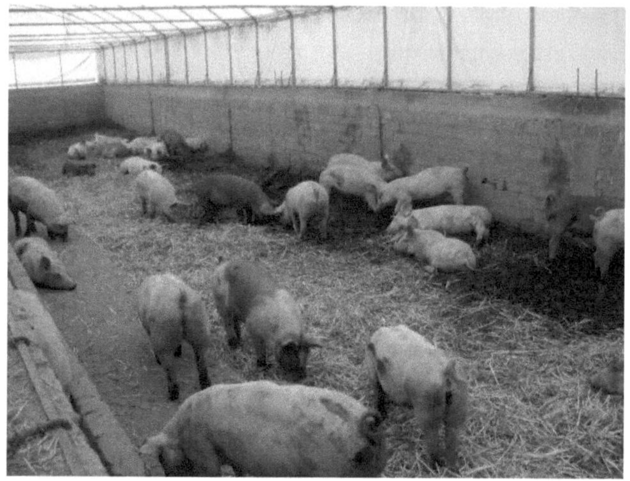

Figura 4.22. Engorda de cerdos en un galpón tipo túnel con cama profunda. Tomada de: Jiménez y Martínez, 2011.

Capítulo V

Ubicación y diseño de la granja

1. Introducción

La ubicación donde se encuentra una producción porcina o donde será construida es fundamental para su diseño, y es parte de las medidas de bioseguridad.

La bioseguridad es un grupo de estrategias integradas que incluyen marcos políticos y reglamentos, para analizar y minimizar los riesgos de introducción o salida de enfermedades animales y zoonosis, entre otras. La bioseguridad es vital para la sostenibilidad de la agricultura y la ganadería, la inocuidad de los alimentos, la protección del medio ambiente y la protección de la biodiversidad. Para su cumplimiento se llevan a cabo medidas sanitarias, fitosanitarias y zoosanitarias (Organización de las Naciones Unidas para la Agricultura y la Alimentación [FAO], 2003).

En las producciones porcinas, existen diferentes factores que se deben tomar en cuenta para prevenir la entrada y salida de enfermedades, las principales son (Figura 5.1):

1. Animales: animales portadores de enfermedades o plagas. Principalmente cerdos vivos: reemplazos y cerdos para venta.
2. Vehículos: principalmente los que transportan cerdos, excretas o cadáveres, alimento, entre otras.
3. Personas: que entran y salen de la producción, y pueden fungir como fuente de enfermedades a través del calzado, ropa, instrumental, equipo, comida, etc.
4. Fauna no deseada y fauna silvestre: aves migratorias, depredadores, ratas, moscas, perrosy gatos ferales, etc.

5. Desechos: harinas de origen animal, alimento, comida para persona de la granja, excretas, escamocha, etc.

6. Infraestructura: ubicación de la granja, barda perimetral, división de áreas, distancia entre naves, etc. (Cabrera-Torres, 2014).

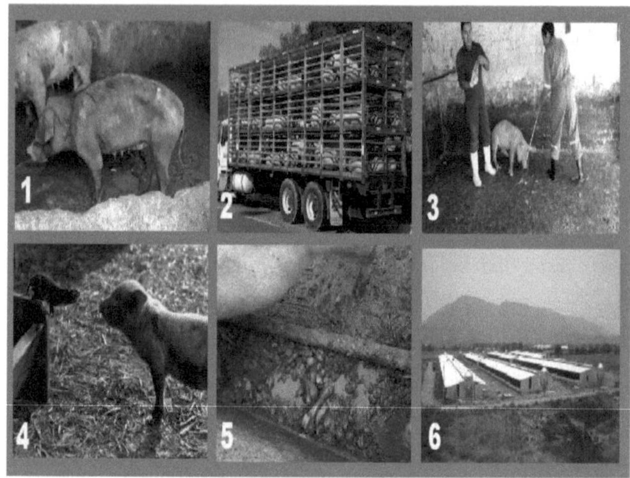

Figura 5.1. Factores predisponentes para la entrada y salida de enfermedades.
1. Cerdo caquéxico con signos de enfermedad; 2. Tráiler que transporta cerdos de una producción al rastro; 3. Trabajadores en el interior de un corral, manejando a un cerdo; 4. Rata sobre comedero, en un corral de lechones; 5. Escamocha (desperdicio de comida humana), se pueden observar huesos de cerdo y limones, 6. Infraestructura de granja porcina. Morales-Ramírez, 2018.

2. Ubicación de la granja

La ubicación de la granja, forma parte de la infraestructura. Como parte de este subtema, es importante reconocer las condiciones ambientales a considerar para el diseño de una producción porcina; estas son: la ubicación debe ser una zona de fácil acceso, con suelo bien drenado, con suficiente ventilación, sin temperatura y humedad excesivas, con barreras naturales que protejan de los vientos dominantes, y alejadas de zonas industriales y núcleos de población (Forcada *et al.*, 2009) (Figura 5.2).

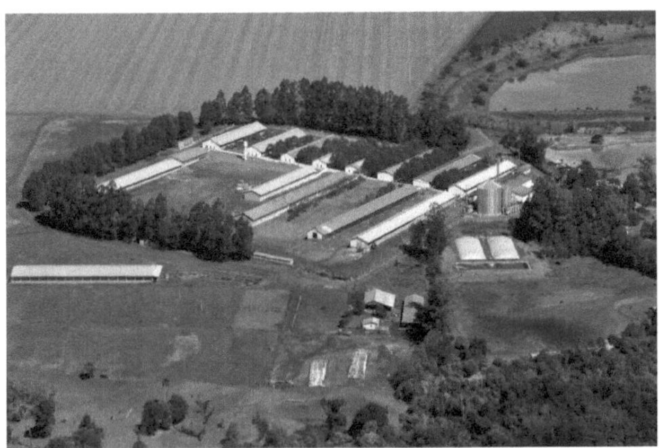

Figura 5.2. Producción porcina intensiva, rodeada por cerco natural, aislada de núcleos urbanos y alejados de caminos principales. https://prezi.com/hskg2gwk5tcf/bioseguridad-en-granjas-porcinas-en-sistemas-intensivos/

Algunos autores mencionan que se debe mantener un radio mínimo de tres kilómetros alrededor de la granja si hay más producciones en la zona (Beyli *et al.*, 2012; Herradora y Morales, 2015), mientras que Cabrera Torres (2014) menciona un mínimo de dos kilómetros.

Además la granja debe contar con cerco perimetral y ubicarse a 50 m mínimo del camino principal (Beyli *et al.*, 2012; Cabrera-Torres, 2014). Dentro del diseño de la granja, quedarán fuera del cerco perimetral: la cuarentena (a tres kilómetros de la producción), oficinas, planta de alimento y silos, zona de embarcadero para llegada y venta de animales, manejo de desechos y lugar donde se realicen las necropsias (a 50 m del edificio más cercano) (Beyli *et al.*, 2012; Cabrera-Torres, 2014; Herradora y Morales, 2015).

En el interior de la producción es importante tomar en cuenta la distancia que debe haber entre las naves o galpones para disminuir la diseminación de enfermedades (Cuadro 5.1).

Cuadro 5.1. Distancia entre naves de la misma etapa, entre naves de diferentes etapas, entre naves y otras partes de la infraestructura de la granja.

Tipo de instalación	Distancia (m)
Entre naves de la misma etapa	7 a 10
Entre naves de diferente etapa	10 a 15
Entre el cerco perimetral y las naves	15 a 30
Entre los desechos de la producción, el área de necropsias y la producción	Mínimo 50

Tomado de: Herradora y Morales, 2015

Harmon *et al.* (2004) mencionan que la distancia mínima entre galpones tipo túnel de la misma etapa debe ser de tres metros.

3. Propuesta para diseño final de la granja

Continuando con las propuestas realizadas en los capítulos anteriores, se compilarán las instalaciones diseñadas para realizar el diseño de la granja, tomando en cuenta las distancias antes mencionadas en este capítulo (Cuadros 5.2 a 5.4 y Figura 5.3).

d. <u>Datos:</u>

No. de cerdas: 50

Ritmo de producción:

- 21 días
- 3 semanas

Cuadro 5.2. Otros parámetros utilizados para la realización de los ejemplos.

Parámetro	
Porcentaje de repetición	20%
Porcentaje de fertilidad a parto	80%
Lechones Nacidos Vivos	10.9
Mortalidad en lactancia	9.9%

Cuadro 5.3. Ciclo reproductivo de las cerdas.

	Días	Semanas
Gestación	114	16.3
Lactación	28	4
Días de Destete a Primer Servicio (DDPS)	7	1
Total	149	21.3

Morales-Ramírez, 2018.

<u>Cálculo de alojamientos</u>

El cálculo de lugares se realizó de acuerdo a como lo mencionan Iglesias *et al.* (2012), para los sistemas en bandas.

Se obtuvo lo siguiente:

- Número de bandas= 7
- Número de cerdas por banda= 7
- Servicios por banda, con el 20% de repetición= 8.57=9

Con esos datos y los parámetros se obtuvo la cantidad de alojamientos requeridos:

- Cantidad de corrales de Servicios y Gestación= 5 corrales en 2 galpones

- Cantidad de corrales para sementales= 3

- Cantidad de corrales de maternidad= 2 galpones

- Cantidad de galpones de *weaning-to-finish* (destete a la finalización)= 7 galpones

Cuadro 5.4. Cálculo de lugares de todas las áreas.

TA	FAB	E/S	E/B	Lug.	TI	Cap.	Cant.	EV (m^2)	EC (m^2)	ÁA (m^2)
♀g	9	15	5	45	JLA	1	45	3.5	30	150
					Corral	10	5			
♂	3	-	-	3	-	1	3	11	11	33
♀L	9	6	2	18	CG	9	2	7.3	62.57	125.14
					CIJD	1	10			
W-F	68	21	7	475	Galpón	68	7	1.2	81.37	569.61

TA: Tipo de Animal, FAB: Flujo de Animales por Banda , E/S: Estancia por Semana, E/B: Estancia por duración de Banda (3 semanas), Lug.: Lugares, TI: Tipo de Instalación, Cap.: Capacidad de instalación, Cant.: Cantidad de instalaciones, EV:Espacio Vital en m^2, EC: Espacio del corral en m^2 , EA: Espacio del área en m^2, JLA: Jaula de Libre Acceso, ♀g: Hembra Gestante, ♂: Macho celador, ♀L: Hembra Lactante, W-F: *Weaning-to-finish,* CG: Corral Grupal, CIJD: Corral individual con jaulas desmontable.
Adaptado de Morales-Ramírez, 2018.

<u>Diseño de la granja</u>

Tomando en cuenta los cálculos anteriores y las distancias mencionadas en este capítulo, el diseño de la granja es la siguiente (Figura 5.3):

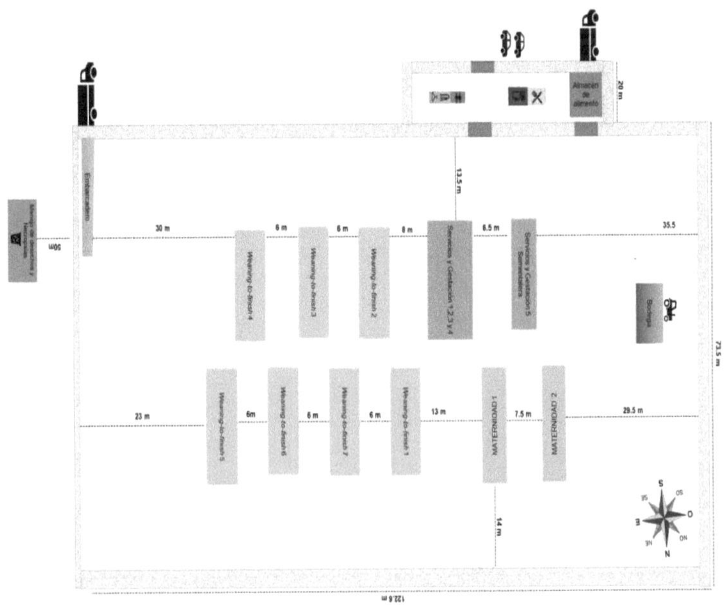

Figura 5.3. Diseño final de una granja porcina de 50 hembras reproductoras, bajo diferentes tipos de instalaciones alternativas. Los vientos dominantes vienen por el norte que está indicado con una rosa de vientos de lado inferior derecho. Morales-Ramírez, 2018.

Resumen del capítulo

La bioseguridad es un punto importante a considerar cuando se diseñe y construya cualquier producción pecuaria, no importa el tamaño ni la especie de la misma; la razón principal es ya que teniendo una buena bioseguridad, se puede prevenir la diseminación de enfermedades.

Si bien en las instalaciones alternativas se ven reducidas de manera importante las enfermedades respiratorias y las diarreas, si no se tuviera un buen plan de bioseguridad, todas las ventajas que estas tecnologías nos ofrecen, no se vería reflejadas. Además es importante tener cubierto este rubro, ya que es delas principales cosas que auditan para poder certificar en buenas prácticas a las producciones.

Además como se pudo observar en la propuesta de diseño final, tomar en cuenta la distancia entre galpones, y otras partes que conforman la infraestructura, es determinante para poder planear, diseñar y construir correctamente la granja.

Conclusión general

Las instalaciones alternativas resultan una opción competitiva productivamente hablando, además de los beneficios en el bienestar animal e impacto ambiental que ofrecen. Sin embargo, para que se aproveche todo su potencial, se requiere de personal capacitado y acceso a la información para un correcto diseño de la producción.

Existe abundante información internacional sobre estos sistemas, y día con día se genera más, pero ésta no es accesible para productores mexicanos dado que la mayoría está en inglés u otros idiomas, o cobran para poder acceder. Durante la realización de este trabajo fue notorio que existe muy poco material nacional y que casi no son publicados en *journals,* por lo que hace pensar que es un nicho que se ha descuidado en el país, a pesar de que en el mundo está en tendencia.

Existen muchos productores, principalmente a pequeña escala, que están cambiando los sistemas convencionales por sistemas alternativos, pero aún presentan muchas dudas y realizan los diseños de forma empírica; esto último debido a la carente información nacional. Es por eso que resulta importante la creación de esta herramienta, para facilitar la información a productores y profesionistas.

Como gremio, existe el deber de actualizarse en estos temas debido a la fuerte presión social que existe, y al inminente cambio en la producción pecuaria como la conocemos, que se avecina. Es por esto que es muy importante conocer la gama de sistemas que existen, y los beneficios que estos ofrecen.

En los países donde se han establecido de manera oficial estos sistemas, se han visto mejoras importantes en el bienestar animal e impacto ambiental.

Como recomendación, se sugiere continuar investigando y actualizándose sobre los sistemas que van surgiendo día con día; pero sobretodo comenzar a probar dichos sistemas de alojamiento y manejo, en producciones nacionales para así evaluar el desempeño productivo de los cerdos, bajo condiciones propias del país.

Referencias bibliograficas

1. Algers B, Uvnäs-Moberg K. 2007, 'Maternal behavior in pigs'. *Hormones and behavior*, 52, 78-85.
2. Algers B. 1993, 'Nursing in pigs: Communication needs and dsitributing resources'. *Journal of animal science*, 71: 2826- 2831.
3. Almond GW, Flowers W L, Batista L, D'Allaire S. 2006, 'Diseases of the Reproductive System'. In: *Diseases of Swine*. 9 th ed. Iowa State University Press, Ames.
4. Alonso-Spilsbury M, Ramírez-Necoechea R, Gonzalez-Lozano M, Mota-Rojas D, Trujillo-Ortega ME. 2007, 'Piglet survival in early lactation: a review'. *Journal of animal and veterinary advances*, 6 (1): 76-86.
5. Alonso-Spilsbury M. 2015, 'Ante el dilema sobre el uso de jaulas para cerdas vacías y en gestación, y su implicación en el bienestar animal'. *BM Editores*, México.
6. American Veterinary Medical Asociation (AVMA). 2015, 'Welfare implications of gestation sow housing'. *Backgrounder*.
7. Andersen IL, Andenaes H, Boe KE, Kristiansen AL. 1999, 'The influence of different feeding arrangements and food type on competition at feeding in pregnant sows'. *Applied Animal Behaviour Science*, 65: 91–104.
8. Andronie I, Andronie V, Parvu M, Radu A. 2010, 'Behaviour and productive performance of pregnant sows according to the housing system'. *Bulletin UASVM Agriculture*, 67(1): 1-6
9. Animal Welfare Approve. org. 2013, 'Nose ringing pigs. *Animal Welfare Approve.*<u>http://animalwelfareapproved.org/wpcontent/uploads/2013/07/TAFS-16-Nose-ringing-pigs-v3.pdf</u> [consulta: 26 abril 2016].
10. Animal Welfare Institute. 2016. *High welfare alternatives* [en línea]. Washinton DC: Animal Welfare Institute. <u>https://awionline.org/content/high-welfare-alternatives</u> [consulta: 22 mar 2016].
11. Areque H, González C, Fuentes A, Sulbaran L, Moras F. 2012, 'Efecto de dos tipos de raciones y cuatro alojamientos sobre el comportamiento productivo de cerdas gestantes'. *Avances en Investigación Agropecuaria*, 16(3): 53-62.
12. Areque H, González C, Fuentes A, Sulbaran L, Moras F. 2012, 'Efecto de dos tipos de raciones y cuatro alojamientos sobre el comportamiento productivo de cerdas gestantes'. *Avances en Investigación Agropecuaria*, 16(3): 53-62.
13. Areque H, González C, Sulbaran L, Quijada J, Viloria F y Vecchionacce H. 2006, 'Alojamientos alternativos e impacto ambiental en la producción alternativa de cerdos'. *Memorias de la Expoferia Porcina 2006*, Maracay Estado Aragua, Venezuela. 27 de septiembre al 1 de octubre: 20-28.
14. Areque H, González C, Sulbaran L, Quijada J, Viloria F y Vecchionacce H. 2006, 'Alojamientos alternativos e impacto ambiental en la producción alternativa de cerdos'. *Memorias de la Expoferia Porcina 2006*, Maracay Estado Aragua, Venezuela. 27 de septiembre al 1 de octubre: 20-28.

15. Arey DS. 1999, 'Time course for the formation and disruption of social organization in group-housed sows'. *Appllied animal behaviour science*. 62:199–207.

16. Arias R. 2007. Alternativas de producción ganadera amigables con el medio ambiente. *Producción animal*. Guatemala: Sitio argentino de producción animal. http://www.produccion-animal.com.ar/produccion_y_manejo_pasturas/manejo%20silvopastoCon_ril/75-produccion.pdf [consultado 6 abril 2016].

17. Asociación Nacional de Productores de Ganado Porcino (ANPROGAPOR). 2012, 'Guía de buenas prácticas para el manejo de cerdas gestantes en grupos y para la protección de los cerdos destinados a cría y engorde'. *Ministerio de agricultura, alimentación y medio ambiente*, Madrid, España: 11-37

18. Barceló J. 2009, '¿Cuál es la mejor edad para destetar?' *Sitio argentino de producción porcina.*

19. Barnett, JL., Hemsworth, PH., Cronin, GM., Jongman, EC., Hutson, GD, 2001, 'A review of the welfare issues for sows and piglets in relation to housing'. *Aust. J. Agric. Res*, 52: 1–28

20. Bates RO y Ferry B. 2013, 'Group housing systems: production flow and management'. *National pork board*: 800-456-7675

21. Bates RO, Ferry B, Betz R. 2015 b, 'Gestation group sow housing options: short stalls & trikle feeding'. *Michigan University Extention*

22. Bates RO, Ferry B, Betz R. 2015 c, 'Gestation group sow housing options: free Access stalls'. *Michigan University Extention*: 1-7

23. Bates RO, Ferry B, Betz R. 2015, 'Gestation group sow housing options: floor feeding'. *Michigan University Extention*: 1-5.

24. Baxter EM, Lawrence AB, Edwuards SA. 2011, 'Alternative farrowing accommodation: welfare and economic aspects of existing forrowing and lactation systems for pigs'. *Animal*: 6 (1): 96-117.

25. Bench CJ, Rioja-Lang FC, Hayne SM, Gonyou HW. 2013, 'Group gestation sow housing with individual feeding II: How space allowance, group size and composition, and flooring affect sow welfare'. *Livestock Science:* 152 218–227

26. Beyli ME, Brunori J, Campagna D, Cottura G, Crespo D, Denegri D, *et al*. 2012. Buenas prácticas pecuarias (BPP) para la producción y comercialización porcina familiar. Organización de las naciones unidas para la agriculturay la alimentación (FAO), Ministerio de agricultura, ganadería y pesca de la nación, Instituto nacional de tecnología agropecuaria. Argentina.

27. Black JL, Mullan BP, Lorschy ML, Giles LR. 1993, 'Lactation in the sow during heat stress'. *Livestock production science*, 35: 153-170.

28. Blaser M, Domene F, Livolsi D. 2013, 'Análisis del caso en el establecimiento "Chacras del Rey" desde la perspectiva del bienestar animal'. *Área de consolidación: Gestión de Producción de Agroalimentos*. Córdoba, Agentina: Facultad de Ciencias Agropecuarias Universidad Nacional de Córdoba.

29. Bohnenkamp AL, Meyer C, Müller K, Krieter J. 2013, 'Group housing with electronically controlled crates for lactationg sows: Effect on farrowing, suckling and activity bahavior of sows and piglets'. *Applied animal bahiour science*, 145: 37-43.

30. Boudry G, Lalles J, Favier C, LeFloc N, Luron I, Montagne L, Oswald IP, Pié S, Piel C, Sève B. 2004, 'Gut function and dysfunction in young pigs: physiology'. *Animal* 53:301–316

31. Braun S, Jensen P. 1988, 'Cross-suckling in piglets in loose-housed sows groups, or what makes a piglet become a cuckoo'. En: *Proceeding of the international congress on applied ethology in farm animals*. Skara, Swecia. Pp. 170-173.

32. Bravo AA, Herradora LMA. 2010. 'Producción en cama profunda y grupos grandes. Nuevos sistemas de producción en la línea de ceba para cerdos. *Los porcicultores y su entorno*. 76.

33. Broom DM. 1986, 'Indicators of poor welfare', *The british veterinary journal*, 142: 524-526.

34. Broom DM. 1991, 'Animal welfare: concepts and measurement', *Journal of animal science*, 69:4167-4175

35. Broom DM. 2001, 'Coping, stress and welfare'. En: Broom DM. *Coping with challenge*. Primera edición, Dahlem university press, Berlín.

36. Broom DM. 2008, 'Welfare concepts'. En: Faucitano L, Schaefer AL. *Welfare of pigs from birth to sloughter*. Primera edición, Versailles cedex, France.

37. Brumm M, Harmon J, Honeyman M, Kliebensterin J, Lonergan S, Morrison R, Richard T. 2004, 'Hoop barns for grow-finish pigs'. *Agricultural engineers digest*, (41).

38. Brumm M, Harmon J, Honeyman M, y Kliebensterin J. 1997, 'Hoop structures for grow-finishing swine'. AED41. Midwest plan service. Nebraska State University. *Ames*, IA: 16

39. Brumm MC, Baysinger AC, Wills RW, Thaler RC. 2002, 'Effect of wean-to-finish management on pig performance'. *Journal of animal science*, 80 (2): 309-315.

40. Brumm MC, Harmon JD, Honeyman MS, Kliebenstein JB, Zulobich JM. 1999, 'Hoop structures for gestating swine'. AED44. MidWest Plan Service. Iowa State Univ., *Ames*, IA: 16.

41. Buckus GBC, Vermeer HM, Roelofs PFMM, Vesseur PC, Adams JHAN, Binnendijk GP, Smeets JJJ, Van der Peet-Schwering CMC. 1997, 'Comparision of four housing systems for non-lactating sows'. *Research institute for pig husbandry*. 1-12

42. Caballer E. 2016, 'Manejo de la gestación de las cerdas alojadas en grupo'. Albeitar. *Portalveterinaria, articulo porcino*. http://albeitar.portalveterinaria.com/noticia/14900/articulos-porcino/manejo-de-la-gestacion-de-cerdas-alojadas-en-grupo.html [consultado: 27septiembre 2016].

43. Cabrera-Torres A. 2014. Bioseguridad en unidades de producción porcinas. Los porcicultores y su entorno-BM Editores. 102.

44. Campbell JM, Crenshaw JD, Polo J. 2013, 'The biological stress of early weaned piglets'. *Journal of animal science and biotechnology*, 4 (19): 1-4.

45. Carenzi C, Verga M. 2009, 'Animal welfare: review of the scientific concept and definitions', *Journal of Animal Science*, 8 (1): 21-30

46. Chaloupková H, Illmann G, Bartos L, Spinka M. 2006, 'The effect of pre-weaning housing on the play and agonistic behaviour of domestic pigs'. *Applied animal behaviour science*: 1-5

47. Chapinal N, Dalmau A, Fábrega E, Manteca X, Ruiz de la Torre JL, Velarde A. 2006, 'Bienestar del lechón en la fase de cebo'. *Avances en tecnología porcina*, 3 (5): 40-50

48. Chapinal N, Ruíz-de-la-Torre JL, Cerisuelo A, Gasa J, Baucells MD, Manteca X. 2010, 'Agressive behavior in teo different gorup-housing systems for pregnant sows'. *Journal of applied animal welfare animal science*, 13: 137-153.

49. Colson V, Orgeur P, Foury A, Morméde P. 2006, 'Consequences of weaning piglets at 21 and 28 days on growth, behaviour and hormonal responses'. *Applied Animal Behaviour Science*, 98: 70-88. [consulta: 25 abril 2016].

50. Compassion in world farming. [Consultado el 11 febrero 2018], 'Indoor free-farrowing-systems for sows- practical options' [en línea], Compassion in world farming, food business programme, Inglaterra. Disponible en: https://www.compassioninfoodbusiness.com/media/7428869/indoor-free-farrowing-systems-for-sows.pdf

51. Córdova-Izquierdo A, Córdova-Jiménez MS, Córdova-Jiménez CA, Guerra-Liera JE. 2007, 'El bienestar en la reproducción y producción de cerdos'. *REDVET*, 8 (12B): 1-10.

52. Cronin GM, Simpson GJ, Hemsworth PH. 1996, 'The effects of the gestation and farrowing enviroment on sow and piglet behaviour and piglet survival and growth in early lactation'. *Applied animal behaviour science*, 46: 175- 192.

53. Cronin GM, Smith JA, Hodge FM, Hemsworth PH. 1994, 'The behaviour of primiparous sows arround farrowing in response to restraint and straw bedding'. *Applied animal behaviour science*, 39: 269-280.

54. Cruz E y Alamaguel RE. 2015, 'Comportamiento productivo de cerdos alojados en un sistema de crianza en cama profunda'. *BM Editores, Los porcicultores y su entorno*, 91.

55. Cruz E, Almaguel RE, Mederos CM, González-Araujo C. 'Sistema de cama profunda en la producción porcina a pequeña escala'. *Revista científica FCV-LUZ*, 19 (5): 495-499.

56. Cruz-Martínez E, Almaguel-González RE, Ly J. 2011, 'Evaluación del bienestar animal de cerdos en crecimiento-ceba alojados en sistema de cama profunda'. *REDVET*, 12 (7): 1-9.

57. Curtis SE. 1986, 'The case for intensive farming of food animals'. En: Fox MW, Mickley LD. *Advances in animal welfare science 1986/87*. The humane society of the Unite States, Washington, DC.

58. Davis ME, Sears SC, Apple JK, Maxwell CV, Johnson ZB. 2006, 'Effect of weaning age and commingling after the nursery phase of pigs in a wean-to-finish facility on growth, and humoral and behavioural indicators of well-being'. *Journal of animal science*, 84:743-756.

59. Davis ME, Sears SC, Apple JK, Maxwell CV, Johnson ZB. 2006, 'Effect of weaning age and commingling after the nursery phase of pigs in a wean-to-finish facility on growth, and humoral, and behavioral indicators of well-being'. *Journal of animal science*, 84: 743-756.

60. den Hartog LA, Buckus GBC, Vermeer HM. 1993, 'Evaluation of housing systems for sows'. *Journal animal science*, 71(5): 1339-1344.

61. Drucker AG, Escalante-Semerena R, Gómez-González V, Magaña-Rueda S. 2004, 'La industria porcina en Yucatán: un análisis en la generación de aguas residuales'.

62. Duncan IJH. 1987, 'The welfare of farm animals: an ethological approach'. *Science progress*, 71: 317

63. Duncan IJH. 2005, 'Science-bassed assesment of animal welfare: farm animals'. *Scientific and technical review, OIE*. 24: 483- 492.

64. Durrell, JL., Sneddon, IA., Beattie, VE., Kilpatrick, DJ., 2002, 'Sow behaviour and welfare in voluntary cubicle pens (small static groups) and split-yard systems (large dynamic groups)'. *Animal science*, 75: 67–74.

65. Dyck GW, Swirestra EE. 1987, 'Causes of piglet death from bith to weaning'. *Canadian journal of animal science*, 67: 543-547.

66. Ecoticias. 2014, 'Brasil, anuncian la eliminación del confinamiento de por vida de cerdas reproductoras en controvertidas jaulas de gestación' [En línea]. Disponible en: http://www.ecoticias.com/naturaleza/97787/ Brasil-anuncian-eliminacion-confinamiento-cerdas-reproductoras- gestación

67. Edwards SA. 1998, 'Housing the breeding sow'. *In Practice* 20: 339-343.

68. Ekkell ED, van Doom CEA, Hessing MJC, Tielenh MHM. 1995, 'The specific-stress-free housing system has positive effects on productivity, health and welfare of pigs'. *Journal of Animal Science*. 73:1544-1551

69. Ek-Mex JE, Alzina AL, Segura J.2011, 'Frequency of removal reasons of sows in Southeastern Mexico'. *Tropical animal health production* 43:1583–1588.

70. Ek-Mex JE, Alzina-López A, Segura-Correa J, Rodríguez-Pacheco J. 2016, 'Problemas de reproducción: principal causa de desecho de cerdas en granjas comerciales'. *Porcicultores y su entorno*, 90.

71. Engblom L, Lundeheim N, Strandberg M, del P.- Schneider A, Dalin M, Andersson K. 2008, 'Factors affecting lenght of productive life in Swedish comercial sows'. *Journal of animal science*, 86: 432-441

72. English PR, Morrison V. 1984, 'Causes and prevention fo piglet mortality'. *Pigs news info*, 5: 369- 397.

73. European Union. 2001, 'Council directive 2001/88/EC amending directive 91/630/EEC laying down minimum standards for the protection of pigs'. Official. *Journal of Euepean Community* L 316:1–4

74. Exner R. 2007, 'Managing for herd helth in alternative swine systems: a guide'. *Practical farmers of iowa and iowa state university extention*. Iowa, Estados Unidos.

75. Fábrega-Romans E, Dalmau A, Velarde A. 2016, 'Medidas de reducción de la mortalidad: manejo, genética y nuevos alojamientos en cerdas lactantes'. *3tres3, Los expertos opinan*, 08 febrero 2016.

76. Farm Animal Welfare Council. 2009, 'Farm animal welfare in Great Britain: past, present and future'. London. pp. 2

77. Feijoo-Sánchez JR. 2014, 'Evaluación del bienestar animal de cerdos en ceba alojados en sistema de cama profunda'. [Tesis de Licenciatura]. Escuela de Medicina Veterinaria y Zootecnia, Facultad de Ciencias Agropecuarias, Universidad Técnica de Machala. Machala, Ecuador:

78. Ferry B, Betz R, Bates RO. 2015, 'Gestation group sow housing options: electronic sow feeding'. *Michigan University Extention*: 1-5

79. Financiera Rural. 2014, 'Panorama del Porcino'. *Ficha Porcino SHCP- FND.* México: Financiera Nacional de Desarrollo Agropecuario, Rural, Forestal y Pesquero.   Disponible en:http://www.financierarural.gob.mx/informacionsectorrural/Panoramas/Ficha%2 0Porcino.pdf [consulta: 2 abril 2016].

80. Finestra A, Lorente JM. 2013, 'Alimentación de cerdas gestantes en grupo: boxes de acceso libre y sistema de caída lenta' [en línea]. *3tres3, los expertos opinan.* Disponible en: https://www.3tres3.com/los-expertos-opinan/alimentacion-de-cerdas-gestantes-en-grupo-boxes-de-acceso-libre-y-sis_2572/

81. FIRA. 2015, 'Carne de porcino 2015. *Panorama agroalimentario.* México: Dirección de investigación y evaluación económica sectorial. https://www.gob.mx/cms/uploads/attachment/file/61951/Panorama_Agroalimentar io_Carne_Porcino_2015.pdf [consulta: 4 abril 2016].

82. Forcada F. 2009, 'Alojamientos para cerdas vacías y gestantes'. En: Forcada F, Babot D, Vidal A, Buxadé C. *Ganado porcino: diseño de alojamientos e instalaciones.* Servet diseño y comunicación, España.

83. Fraser AF, Broom DM. 1990, 'Feeding'. En: *Farm animal behavior and welfare.* Bailliere Tindall, London. pp. 79-98.

84. Fredriksen B, Lium BM, Hexeberg-Marka C, Mosveen B, Nafstad O. 2008, 'Entire male pigs in farrow-to-finish pens—Effects on animal welfare'. *Applied Animal Behaviour Science* 110: 258–268

85. Galef Jr BG, Giraldeau LA. 2001, 'Social influences on foraging in vertebrates: causal mechanisms and adaptive functions'. *Animal behaviour.* 61: 3–15.

86. Gentry J, McGlone J, Blanton J, Miller M. 2002, 'Alternative housing systems for pigs: Influences on growth, composition and pork quality'. *Journal of animal science*, 80:1781-1790.

87. Gentry JG, McGlone JJ, Blanton Jr JR, Miller MF. 2002, 'Alternative housing systems for pigs: Influences on growth, composition, and pork quality'. *Journal of animal science*, 80: 1781- 1790.

88. Gil-Rueda F. 2017, 'La anorexia post-destete del lechón (I)'. *Porcicultores y su entorno*, 116.

89. Goenaga P. 2010, 'Comportamiento materno de la cerda y sus implicancias en la producción'. *Estación experimental agropecuaria INTA pergamino*, Argentina.

90. Goetz M, Toxler J. 1995, 'Group housing of sows during farrowing and lactation'. *Transactions of the american society of agricultural engineers*, 38: 1495- 1500.

91. Gonyou H, Rioja-Lang F, Seddone Y. 2013, 'Group housing systems: floor space allowance and group size'. *National pork board*: 1-9.

92. González C. 2005, 'Sistemas alternativos de producción de cerdos en Venezuela'. *VII Encuentro de Nutrición y Producción de animales monogástricos.* Instituto de Producción Animal, Facultad de Agronomía, Universidad Central de Venezuela, Maracay, Venezuela.

93. González C. 2005, 'Sistemas alternativos de producción de cerdos en Venezuela'. *VII Encuentro de Nutrición y Producción de animales monogástricos.* Maracay, Venezuela: Instituto de Producción Animal, Facultad de Agronomía, Universidad Central de Venezuela.

94. Grandin T.1990, 'Diseño de corrales de espera e instalaciones para la carga y descarga de ganado'. *Applied animal behaviour science*, 28: 187-201.

95. Grandin T, Deesing MJ. 1998, 'Behavioral genetics and animal science'. *Colorado state university, department of animal science*, San Diego, California, Estados Unidos.

96. Grupo Gestión Porcina. 2012, 'Implicaciones técnicas y económicas derivadas de la adaptación a la normativa de protección y bienestar en porcino'. *Generalitat de Catalunya*, Catalunya, España.

97. Hales J, Moustsen VA, Nielsen MBF, Weber PM, Hansen CF. 2014, 'Farrowing progress and cortisol level in sows housed in SWAP pens'. Memorias del *48th Congress of the international society for applied ethology*; 29 Julio – 2 Agosto. Vitoria- Gasteiz, España: Applied Ethology.

98. Halverson M, Honeyman M, Kent D, Jacobson L. 2006, 'Swine system option for Iowa: Swedish Deep-bedded group nursing systems for feeder pig production'. *Iowa state university*, Iowa, Estados Unidos.

99. Halverson M. 1991, 'Farm animal welfare: Crisis or opportunity for agriculture?'

100. Harmon J, Honeyman MS, Kliebenstein JB, Richard T, Zulovich JM. 2004. Hoop barn for gestating swine. MidWest plan service, 44: 1-20

101. Harmon J, Honeyman MS, Kliebenstein JB, Richard T, Zulovich JM. 2004, 'Hoop barn for gestating swine'. *MidWest plan service*, 44: 1-20

102. Haskell MJ, Hutson GD. 1994, 'Pre-farrowing behaviour of sows and gilts with acceso to space for locomotion'. *Australian journal of experimental agriculture*, 34: 1099-1105.

103. Herradora LMA, Morales RP. 2015. Ubicación, diseño y construcción de granjas porcícolas. *Curso de formación de profesionales y terceros especialistas en buenas prácticas de producción en granjas porcícolas*; noviembre 19-20. Irapuato, Guanajuato, México: SAGARPA-SENASICA.

104. Herradora LMA, González RC. 2017, 'Promoción del bienestar animal y el desempeño productivo de los cerdos de engorda'. *Los porcicultores y su entorno, BM Editores,* 20 (120): 56-66.

105. Herradora LMA, Morales RP. 2015. Ubicación, diseño y construcción de granjas porcícolas. *Curso de formación de profesionales y terceros especialistas en buenas prácticas de producción en granjas porcícolas*; noviembre 19-20. Irapuato, Guanajuato, México: SAGARPA-SENASICA.

106. Herradora LMA, Morales RP. 2016, 'Sistemas alternativos para favorecer el bienestar en cerdos de la línea de engorda'. *Los porcicultores y su entorno.* 19 (114): 106-116

107. Herrera-Ibáñez A. 2004, 'Los derechos de los animales'. *Imagen Veterinaria*, 4 (3): 13-17

108. Herrera-Ibáñez A. 2007, 'Comentarios a Jesús Mosterín: La ética frente a los animales'. En: Gónzalez-Valenzuela J (Coord.). *Dilemas de bioética.* Fondo cultural de economía, universidad nacional autónoma de México, facultad de filosofía y letras, comisión nacional de los derechos humanos, México. pp. 289-304.

109. Herskin MS, Jensen KH, Thodberg K. 1998, 'Influence of enviromental stimuli on maternal behaviour related to bonding, reactivity and crushing of piglets in domestic sows'. *Applied animal behaviuor science*, 58: 241-254.

110. Hill JD. 2000, 'Deep bed swine finisihing'. *Memorias del 5° seminario internacional de suinocultura*; septiembre 27-28. Sao Paulo, Brasil. pp. 83-88

111.   Hill JD. 2000, 'Deep bed swine finisihing'. *Memorias del 5° seminario internacional de suinocultura*, Sao Paulo, Brasil. 27 al 28 de septiembre: 83-88

112.   Hogs your way. [Fecha desconocida], 'Swedish deep straw farrowing'. En: Hogs your way.*Production options*. University of Minessota, Minessota.

113.   Honeyman M S, Kliebenstein J, Harmon J. 2001, 'Iowa hoop structures used for swine: A survey'. *ASL-R1780. Swine Res. Rep. AS-646,* Iowa State Univ. Ext. Serv., Ames, IA.

114.   Honeyman M y Harmon J. 2003, 'Performance of finishing pigs in hoop structures and confinement during winter and summer'. *Journal of animal science,* 81:1663-1670.

115.   Honeyman M, Pirog RS, Huber GH, Lammers PJ, Hermann JR. 2006, 'The United States pork niche market phenomenon'. *Journal of Animal Science*, 84:2269–2275

116.   Honeyman M. 1995, 'Väsgötmodellen: Sweden´s sustainable alternative for swine production'. *American journal of alternative agriculture*, 10 (5): 129-132

117.   Honeyman MS y Harmon JD. 2003, 'Performance of finishing pigs in hoop structures and confinement during winter and summer'. *Journal of Animal Science 81:1663–1670*

118.   Honeyman MS, Harmon J, Lay D, Richard T. 1998, 'Gestating sows in Deep-bedded hoop structures'. *Swine research report*, 20: 1-8

119.   Honeyman MS, Koenig FW, Harmon J, Lay Jr, Kliebestein JB, Richard TL, Brumm MC. 1999, 'Managing market pigs in hoop structures'. *Pork Industry Handbook PIH-138*. Purdue Univ., W. Lafayette, IN

120.   Honeyman MS, Larson ME, Penner MS, Harmon JD. 2000, 'Two year summary of the performance of finishing pigs in hoop structures and confinement during winter and summer'. *Iowa State Univ. Res. Rep., Ames.* Pp.164–169

121.   Honeyman MS. 2005, 'Extensive bedded indoor and outdoor pig production systems in USA: current trends and effects on animal care and product quality'. *Livestock Production Science 94:15 – 24*

122.   Huerta-Crispín R y Gasa J. 2010, 'Instalaciones para porcinos'. *Sitio argentino de producción animal.*

123.   Huertas SM, Gallo C, Galindo F. 2014, 'Motores de las políticas de bienestar animal en las américas'. *Revista científica y técnica*, 33 (1) 55-66.

124.   Human Society Intenational. 2014. *Se lanza la campaña "Déjalas mover" contra el confinamiento de por vida en jaulas para animales de producción en México.*   México: Human   society   international. http://www.hsi.org/spanish/news/press_releases/2014/07/dejalas-mover-esp-072214.html [consultado: 22 Septiembre 2016].

125.   Human Society Intenational. 2016. *Grupo Toks, junto con Humane Society International se alían por el bienestar animal.* México: Humane Society International.   http://www.hsi.org/spanish/news/press_releases/2016/08/grupo-toks-anuncio-libre-de-jaula-080916.html?referrer=https://www.google.com.mx/ [consultado: 19 julio 2017].

126.   Iglesias L, Barrales H, Prenna G, Williams S. 2012, 'Diseño y aplicación del manejo en bandas o flujograma. Manual de buenas prácticas de producción porcina: lineamientos generales para el pequeño y mediano productor de cerdos'. *Red porcina iberoamericana*, 2012: 68-77.

127.   Industry & investment NSW. 2010, 'Guidelines for group-housing pregnant sows'. *Intensive livestock industry development*: State of New South Welse, Australia.

128.   INTA. 2013, 'Cama profunda o túnel de viento' [en línea]. Estación Experimental Agropecuaria Marcos Juárez, Argentina. Disponible en: http://inta.gob.ar/sites/default/files/script-tmp-inta_camaprofunda_13.pdf

129.   Jensen KH, Sorensen LS, Bertelsen D, Pedersen AR, Jorgensen E, Nielsen NP, Vestergaard KS. 2000, 'Managment factors affecting activity and aggressions in dynamic group housing systems with electronic sow feeding: A field trial'. *Animal science*, 71: 535-545

130.   Jensen P, Florén K, Hobroh B. 1987, 'Peri-parturient changes in behaviour in free-ranging domestic pigs'. *Applied animal behaviour science*, 17: 69-76.

131.   Jensen P. 1986, 'Observations on the maternal behaviour of free-ranging domestic pigs'. *Applied animal behaviour science*, 16: 131-142.

132.   Jensen P. 1988, 'Maternal behaviour and mother-young interactions during lactation in free-ranging omestic pigs'. *Applied animal behaviour science*, 20:

133.   Jensen P. 2002, 'Behaviour of pigs'. En: Jensen P. *The ethology of domestic animals*. CABI publishing, Wallingford, Reino Unido. pp. 159-172.

134. Jiménez y Martínez. 2011, 'Diseño, construcción y evaluación de una caseta tipo túnel para cerdos en una granja a pequeña escala en la región central de México'. *Livestock Research for Rural Development, 23 (11).*

135.   Johnson AK, Marchant-Forde JN. 2009, 'Welfare of pigs in the farrowing enviroment. *Animal science Publications*, Iowa state university.

136.   Johnson AK, Morrow-Tesch JL, McGlone JJ. 2001, 'Behavior and performance of lactating sows and piglets reared indoors or outdoors'. *Journal of animal science*: 79:2571–2579.

137.   Jong. 2000, Modern pig husbandry. Disponible en: http://www.rug.nl/research/portal/files/14525520/c1.pdf

138.   Karlen GAM, Hemsworth PH, Gonyou HW, Fabrega E, Strom AD, Smits RJ. 2007, 'The welfare of gestating sows in conventional stalls and large groups on Deep litter'. *Applied Animal Behaivour Science*, 105: 87- 101.

139.   Karlen GAM, Hensworth PH, Gonyou HW, Fabrega E, Strom AD, Smits RJ. 2007, 'The walfare of gestating sows in conventional stalls and large groups on deep litter'. *Applied animal behaviour science* 105 (2007): 87-101.

140.   Kehoe J.2012, 'Mc Donald´s: We wont be using Factory farms'. [en línea, columna periodística]. *Web2carz*. Disponible en: http://www.web2carz.com/lifestyle/food/1057/mcdonalds-we-wont-be-using-factory-farms

141.   Kemp B, Soede NM. 2012, 'Reproductive issues in welfare-friendly housing systems in pighusbandry: a review'. *Reproduction in domestic animals*, 47 (5): 51-57

142.   Kirkwood R, Zanella A. 2005, 'Influence of gestating housing in sow welfare and productivity'. *National pork board final report*.

143.   Lackeyram D, Yang C, Archbold T, Swanson KC, Fan MZ. 2010, 'Early weaning reduces small intestinal alkaline phosphatase expression in pigs'. *Journal of Nutrition*, 140:461–468.

144.   Lagreca L, Marotta E. 2009, 'Como realizar la etapa reproductiva del cerdo a campo'. *Veterinaria Cuyana*, 4 (1 y 2): 25-36

145.   Lalles J. 2010, 'Intestinal alkaline phosphatase: multiple biological roles in maintenance of intestinal homeostasis and modulation by diet'. *Nutr Rev* 68:323–332.

146.   Lambertz C, Peting M, Elkmann A, Gauly M. 2015, 'Confinement sows for different periods during lactation: efectos on behaviour and lessions of sows an performance of piglets'. *Animal*, 9(8): 1373-1378.

147.   Lammers PJ, Honeyman MS, Mabry JW, Harmon JD. 2007, 'Performance of gestating sows in bedded hoop barns and confinement stalls'. *Journal of Animal Science*, 85:1311–1317

148.   Lammers PJ, Honeyman MS, Stender DR. 2007 b, 'Bedding management'. *Niche pork production.*

149.   Larousse P. (Gran diccionario universal del siglo XIX). En: Berruecos-Villa AM. 2004. 'La crueldad, el sufrimiento y los derechos de los animales'. *Imagen veterinaria.* 4(3):8

150.   Larson M y Honeyman M. 2000, 'The effect of housing system and physical environment on post-weaning pig performance'. *Iowa State Research Farm Progress Reports*. Paper 1728.

151.   Larson ME, Honeyman MS, Penner AD, Hammon JD. 2003, 'Performance of finishing pigs in hoop structures and confinement during summer and winter'. Iowa State University, Iowa.

152.   Lee JJ, Li Y. 2013, 'Group sow housing: Practical Considerations'. *National hog farmer blue print*: 1 - 4

153.   Lent PC. 1974, 'Mother-infant spatial relationship in ungulates', En: Geist V, Walther F. *The behaviour of ungulates and its relationship to management.* New series, IUCN, Morgers, Suiza.

154.   León-Sandoval PA, Siguencia-Sánchez AG. 2013, *Comparación de dos sistemas de alojamiento, con y sin charcas, en engorde de cerdos* [tesis de licenciatura], Escuela Agrícola Panamericana, Zamora, Honduras.

155.   Levis DG, Connor L. 2013. Group housing systems: choices and desings. National pork board: 1-13

156.   Levis DG, Gonyou H, Bates RO. 2013, 'Sow housing seminar'. Pork academy.

157.   Li Y. [actualizado: 2016 b], 'Controlling aggression among group-housed gestating sows'. [en línea: plataforma de gestión del conocimiento]. Minnesota, Estados Unidos: University of Minnesota, extension. http://www.extension.umn.edu/agriculture/swine/components/pdfs/controlling_agg ression_among_group_housed_gestating_sows.pdf (consultado: 23 septiembre 2016).

158.   Li Y. [actualizado: 2016], 'How much space does a sow need in a group-housing system'. [en línea: plataforma de gestión del conocimiento]. Minnesota, Estados Unidos: University of Minnesota, extension.http://www.extension.umn.edu/agriculture/swine/components/pubs/how -much-space.htm (consultado: 23 septiembre 2016).

159.   Lopardo JP, Gómez A, Monteverde S, Barlocco N, Vadell A. 'Análisis económico de un sistema de producción de cerdos a campo'. *XVI Reunión*

Latinoamericana de Producción Animal, III Congreso Uruguayo de producción animal. Montevideo, Uruguay.

160. Lucia JrT, Dial G, Marsh WE. 2000, 'Lifetime reproductive performance in female pigs having distinct reasons for removal'. *Livestock Production Science.* 63: 213-222.

161. MacDonald AA. 2000, 'Comparative anathomy, physiology, and echology of pregnancy and lactation in wild pigs': a review. En: Nijboher J, Hatt JM, Kaumans W, Ganlober U. *Zoo animal nutrition.* Furth, Finlandia. pp. 213-236.

162. Malentínská J, Spinka M. 2001, 'Cross-suckling and nursing synchronisation in group housed lactating sows'. *Applied animal behaviour science,* 75: 17-32.

163. Malmkvist J, Palm R. 2008, 'Periparturent nest building: Implications for parturition, kit survival, maternal stress and beahaviour in farmed mink (*mustela vison)'. Applied animal behaviour science,* 114 (270-283).

164. Mancipe-Muñoz EA, Chaparro-Roldan CH. 2008, 'Descripción y diseño de un modelo para la producción de cerdos de engorde en el sistema de cama profunda (en clima frío) con base en la experiencia de tres granjas porcícolas en el departamento de Cundinamarca. Tesis para la obtención del título de Zootecnistas, Universidad de la Salle, Bogotá.

165. Manteca X y Gasa J. 2005, 'Bienestar y nutrición de cerdas reproductoras'. *Memorias del XXI curso de especialización FEDNA: Avances en nutrición y alimentación animal;* noviembre 7-8. Madrid, España: Fundación española para el desarrollo de la nutrición animal (FEDNA).

166. Manteca X, Ruíz-de la Torre JL. 2004, 'Comportamiento: 6. el estrés del destete' [en línea]. Disponible en: https://www.3tres3.com/comportamiento/6-el-estres-del-destete_8017/ [consulta: 26 abril 2016].

167. Marchant JN y Broom DM. 1994, 'Effects of housing system on movement and leg strenght in sows'. *Applied animal behaviour science,* 41 (3-4): 275-276.

168. Marchant-Forde JN. 2009, 'Introduction to the welfare of pigs'. En: Marchant-Forde JN. *The welfare of pigs.* Springer, West Lafayette, Estados Unidos, 3-7

169. Martin A. 2007, 'Burguer King shifts policy on animals' [en línea, columna periodística]. *The new york times.* http://www.nytimes.com/2007/03/28/business/28burger.html?_r=0

170. Martínez GRG. 2015 b, 'Opciones para el diseño de alojamientos en porcicultura a pequeña escala'. En: Montero-López EM, Martínez-Gamba RG, Herradora-Lozano MA, Ramírez-Hernández G, Espinoza-Hernández S, Sánchez-Espinosa M, Martínez-Rodríguez R. *Alternativas para la producción porcina a pequeña escala.* Distrito federal, México: Universidad Nacional Autónoma de México. 7: 139-162.

171. Martínez GRG. 2015, 'Cambios en el alojamiento de las cerdas reproductoras'. *Los porcicultores y su entorno,* 94.

172. Mauguet R. 1981, 'Behavioral and reproductive strategies in wild forms of sus scrofa (european wild boar and feral pigs)'. En: Sybesma W, *The welfare of pigs.* Nijhoff, The hague: 3-13.

173. Maxwell CV, Carter SD. 2000, 'Feeding the weaned pig'. En: Lewis AJ, Southern L. *Swine nutrition,* CRC press, Boca raton, Florida, Estados Unidos.

174. McGlone JJ y Salak-Johnson J. 2008, 'Changing from the sow gestation crates to pens: Problem or opportunity'. *In Proceedings Manitoba Swine Seminar*, Winnipeg, Manitoba, Canadá. 47-53.

175. Millet S, Moons CPH, Van-Oeckel MJ, Janssens GPJ. 2005, 'Welfare, performance and meat quality of fattening pigs in alternative housing and management systems: a review'. *Journal of the science of food and agriculture*, 85 (5) 709-719.

176. Montero-López EM, Martínez-Gamba RG, Herradora-Lozano MA, Ramírez-Hernández G, Espinosa-Hernández S, Sánchez-Hernández M, Martínez-Rodríguez R. 2015, 'Alternativas para la producción porcina a pequeña escala'. Facultad de medicina veterinaria y zootecnia, UNAM, México.

177. Moustsen VA, Pedersen JH, Hansen CF. 2013, 'Loose housing during lactation - is it competitive?' *Pig Progress*, 29: 38-39.

178. Naciones Unidas. 2003. 'La política energética y la sustentabilidad del desarrollo: A. Los conceptos de sustentabilidad'. En: Naciones Unidas. *Energía y desarrollo sustentable en América Latina y el Caribe: Guía para la formulación de políticas energéticas*. Publicaciones de las naciones unidas. Santiago, Chile, 23-25.

179. National Sow Housing Convertition Project. 2015, [Página principal en internet]. Disponible en: http://groupsowhousing.com/

180. Newberry RC, Wood-Gush GM. 1985, 'The suckling behavior of domestic pigs in a semi-natural enviroment'. *Behaviour*, 95: 11-25.

181. OIE. 2016, 'Código sanitario para los animales terrestres' [en línea]. c 23 Julio 2016 [consultado: 20 octubre 2016]. Disponible en: http://www.oie.int/fileadmin/Home/esp/Health_standards/tahc/current/chapitre_aw_introduction.pdf

182. Oliviero C, Heinonen M, Valros A, Hälll O, Peltoniemi OAT. 2008, 'Effect of the enviroment on the physiology of the sow during late preganancy, farrowing and early lactation'. *Animal reproduction science*, 105: 365-377.

183. Olsen ANW, Dybkjær L, Vestergaard KS. 1998, 'Cross-suckling and associated behaviour in piglets and sows'. *Applied animal behaviour science*, 61: 12-24.

184. Oostindjer M, Bolhuis JE, Mendl M, Held S, Gerrits WJJ, Van den brand H, Kemp B. 2010, 'Effects of environmental enrichment and loose housing of lactating sows on piglet performance before and after weaning'. *Journal of Animal Science*. 88: 3554–3562

185. Oostindjer M, Van den brand H, Kemp B, Bolhuis JE. 2011, 'Effects of environmental enrichment and loose housing of lactating sows on piglet behaviour before and after weaning'. *Applied animal behavour science*. 134 (2011): 31-41.

186. Organización de las Naciones Unidas para la Agricultura y la Alimentación [FAO]. 2003. *La Biosecurity en la alimentación y la agricultura.* Memorias del 17° periodo de sesiones; Marzo 31- abril 4 de 2003. Comité de agricultura, Roma, Italia.

187. Paccinini A. 1996, 'Eliminación de las aguas residuales: uso de camas'. *Mundo ganadero*, 77: 32-43

188.	Packer C, Lewis S, Pusey A. 1992, 'A comparative analysis of non-offspring nursing'. *Animal behaviour science*, 58: 267- 279.

189.	Pajor EA, Fraser D, Kramer DL. 2000, 'Regulation of contact with offspring by domestic sows: temporal patterns and individual variation'. *Ethology*, 106: 37-5

190.	Paranhos da Costa MJR, Huertas SM, Gallo C, Dalla-Costa Osmar. 2012, Straregies to promote farm animal welfare in Latin America and their effects on carcass and meat quality traits. *Meat science*, 92 (2012): 221-226.

191.	Pedersen BJ. 2004, 'Alojamiento de cerdas en grupo (II): alimentación en el suelo y alimentación de caída lenta'. *3tres3, Los expertos opinan*. Disponible en: https://www.3tres3.com/los-expertos-opinan/alojamiento-de-cerdas-en-grupo-ii-alimentacion-en-suelo-y-alimentac_889/ [consultado: 28 septiembre 2016].

192.	Pedersen BJ. 2007, 'Dimensiones y diseño de la unidad de gestación'. *3tres3, Los expertos opinan*. https://www.3tres3.com/los-expertos-opinan/dimensiones-y-diseno-de-la-unidad-de-gestacion_1889/ [consultado: 24 septiembre 2016].

193.	Pedersen LJ, Jorgensen E, Heiskanen T, Damm BI. 2006, 'Early piglet mortality in loose-housed sows related to sow and piglet behaviour and the progress of parturition'. *Applied animal behaviour science*, 96: 215-232.

194.	Pedersen LJ, Studnitz M, Jensen KH, Giersing AM. 1998, 'Suckling beahviour of piglets in relation to accesibility to the sow and the presence of foreing litters'. *Applied animal behaviour science*, 58: 267-279.

195.	Peete B. 2011, 'Getting grips with group housing'. *Western hog journal.*

196.	Pérez- Espejo R. 1999, 'Porcicultura intensiva y medio ambiente en México' [en línea]. *FAO*. Instituto de investigaciones económicas, Universidad Nacional Autónoma de México, México: Disponible en: http://www.fao.org/docrep/x1700t/x1700t03.htm [consulta: 2 abril 2016].

197.	Pérez-Espejo R. 2002, 'Producción porcina y contaminación del agua en la piedad, Mich' [en línea]. Universidad Nacional Autónoma de México, Distrito Federal, México. Disponible en: http://www.bvsde.paho.org/bvsaidis/mexico13/159.pdf [consulta: 2 abril 2016].

198.	Pluym L, Van Nuffel A, Dewulf J, Cools A, Vangroenweghe F, Van Hoorebeke S, Maes D. 2011, 'Prevalence and risk factors of claw lesions and lameness in pregnant sows in two types of group housing'. *Veterinarni Medicina*, 56 (3): 101–109.

199.	Prunier A, Etienne M, Dourmad JY. 1994, 'Effect of light regimen under varios ambient temperaturas on sow and litter performance'. *Journal of animal science*, 37: 185-196.

200.	Prunier A, Messias-de Braganca M, Le Dividich J. 1997, 'Influence of high ambient temperatura on performance of reproductive sows'. *Livestock production science*, 52: 123-133.

201.	Puppe B. 1998, 'Effects of familiarity and relatedness on agonistic pair relationships in newly mixed domestic pigs'. *Applied Animal Behaviour Science* 58: 233–239

202.	Quiles SA. 2012, 'Factores que influyen en la tasa de reposición de la cerda'. *Info ingaso*, 10: 2-3

203.   Quiniou N, Noblet J. 1999, 'Influence of high ambient temperaturas on performance of multiparous lactating sows'. *Journal of animal science*, 77; 2124-2134.

204.   Quinn R. 2012, 'Mc Donald´s: No more pork from gestation stalls by 2022' [en línea, columna periodística]. *Newser.* Disponible en: http://www.newser.com/story/147166/mcdonalds-no-more-pork-from-gestation-stalls-by-2022.html

205.   Razas porcinas [actualización: 2016], 'Longevidad de las cerdas: factor crítico para la productividad y la rentabilidad'. México: Dupont & Razas Porcinas. http://razasporcinas.com/longevidad-de-las-cerdas-factor-critico-para-la-productividad-y-la-rentabilidad/ [consulta: 5 septiembre 2016].

206.   Remience V, Wavreille J, Canart B, Meunier-Salau¨n MC, Prunier A, Bartiaux-Thill N, Nicks B, Vandenheede M. 2008, 'Effects of space allowance on the welfare of dry sows kept in dynamic groups and fed with an electronic sow feeder'. *Applied Animal Behaviour Science* 112: 284–296

207.   Renaudeau D, Collin A, Yahav S, de Basilio V, Gourdine JL, Collier RJ. 2012, 'Adaptation of hot climate and strategies to alliviate heat stress in livestock production'. *Animal* 6 (5): 707-728.

208.   Research Animal Department. 2011, 'Pigs: Goods practice for housing and care'. *RSPCA, Research animal department*, West Sussex, Inglaterra.

209.   Rhodes RT, Appleby MC, Chinn K, Douglas L, Houpt KA, Irwin C, Mac Glone JJ, Sundberg P, Tokach L, Wills RW. 2005, 'A comprehensive review of housing for pregnant sows'. *J. Am. Vet. Med. Assoc.* 227: 1580–1590

210.   Riedman ML. 1982, 'The evolution of alloparental care and adoption in mammals and birds'. *The quarterly review of biology*, 57 (4): 405-435.

211.   Rodríguez-Estévez V, García A, Peña F, Gómez AG. 2009, 'Foraging of iberian fattening pigs grazing natural pasture in the dehesa'. *Livestock science*, 120: 135-143.

212.   Rojas H, Stuardo L, Benavides D. 2005, 'Políticas y prácticas de bienestar animal en los países de américa: estudio preliminar'. *Rev. sci. Tech. Off, int. Epiz*, 24 (2), 549- 565.

213.   Rosero O, Lukesová D. 2008, 'Food and perspectives on pig production system in Colombia'. *Agricultura Tropica et Subtropica*, 41 (3): 122-127.

214.   Roulin A. 2002, 'Why do lactating famales nurse allien offspring? A review of hypotheses and empirical evidence'. *Animal behaviour*, 63: 201-208.

215.   SAGARPA. 2014, 'Crece consumo per cápita de carne de cerdo: Confederación de Porcicultores Mexicanos' [en línas. *Boletines, Sala de Prensa.* México: Secretaria de Agricultura, Ganadería, Desarrollo Rural, Pesca y Alimentación.   Disponible en:http://sagarpa.gob.mx/saladeprensa/2012/Paginas/2014B942.aspx [consulta: 2 abril 2016].

216.   Salak-Johnson JL, Niekamp SR, Rodríguez-Zas SL, Ellis M, Curtis SE. 2007, 'Space allowance for dry sows in pens: Body condition, skin lesions, and performance'. *Journal of animal science*: 1-46.

217.   Sanginés E. 2011, 'Indicadores para evaluar el impacto social de las vitrinas de producción agropecuaria en Venezuela'. Universidad Pedagógica Nacional Unidad 211, Celaya, Guanajuato.

218.   Santos R y Sarmiento L. 2005, 'Producción de cerdos en exterior en el trópico'. *Memorias del VIII Encuentro de Nutrición y Producción de Animales Monogástricos*: 20-28

219.   Schön PC, Puppe B, Manteuffel G. 2004, 'Automated recording of stress vocalisations as a tool/to document impaired welfare in pigs'. *Animal Welfare,* 13 (2): 105-109.

220.   Scialabba N.1994, 'Los residuos del ganado y el medio ambiente'. *Documento preparado para el Taller Internacional de Residuos Periurbanos del Ganado en China,* CCEICR, Beijing, China.

221.   Seges [subido: 19 nov 2013], *Farestald-indretning* [en línea], Copenhage, Dinamarca.   Disponible   en: http://svineproduktion.dk/Viden/I-stalden/Staldsystem/Stiindretning/Farestald [consulta: 4 abr 2017].

222.   Segundo R, Martínez C. 2012, 'Gestación en grupos vs jaulas, parte 2'. *Acontecer porcino,* 111: 48-50.

223.   Spoolder HAM, Geudeke MJ, Van der Peet-Schwering CMC, Soede NM. 2009, 'Group housing of sows in early pregnancy: a review of succes and risk factors'. *Livestock science,* 125: 1-14

224.   Stalder KJ, Knauer M, Bass TJ, Rotschild MF, Mabry JW. 2004, 'Sow longevity'. *Pig news and information 25* (2): 53N-74N.

225.   Stassen S. 2001, 'Farrowing crates vs. Pens vs nest boxes'. En: Energy and sustainable agricultural program staff. *Greenbook 2001. Sustaining agricultural landscapes.* Energy and sustainable agricultural program, Minnesota department of agriculture, Minessota.

226.   Stassen S. 2002, 'Farrowing crates vs. Pens vs nest boxes'. En: Energy and sustainable agricultural program staff. *Greenbook 2002. Sustaining peaople, land and communities.* Energy and sustainable agricultural program, Minnesota department of agriculture, Minessota.

227.   Stassen S. 2003, 'Farrowing crates vs. Pens vs nest boxes'. En: Energy and sustainable agricultural program staff. *Greenbook 2003. Caring for the land.* Energy and sustainable agricultural program, Minnesota department of agriculture, Minessota.

228.   Steinfeld H. 1998, 'Livestock environment interactions in industrial production systems'. *Livestock and the Environment. International Conference.* FAO. World Bank. IAC, Wageningen the Netherlands.

229.   Steinfield H, Gerber PJ, Henderson B, Mottet A, Opio C, Falcucci A, Tempio G. 2013, 'Enfrentando el cambio climático a través de la ganadería – Una evaluación global de las emisiones y oportunidades de mitigación'. FAO, Roma, Italia.

230.   Steinfield H, Gerber PJ, Wassenaar T, Castel V, Rosales M, des Haan C. 2009, 'Larga sombra del ganado: problemas ambientales y opciones'. FAO, Roma, Italia.

231.   Stolba A y Wood-Gush DGM. 1984, 'The identification of behavioural key features and their incorporation into a housing design for pigs'. *Annales de Recherches Vétérinaires 15* (2): 287-302

232.   Stolba A y Wood-Gush DGM. 1989, 'The behaviour of pigs in semi-natural enviroment'. *Animal Production 48* (2): 419-425.

233.   Strawford ML, Li YZ, Gonyou HW. 2008, 'The effect of management strategies and parity on the beahaviour and physiology of gestatig sows housed in an electronic sow feeding system'. *Canadian journal of animal science*, 88: 559- 567.

234.   Studnitz M, Jensen MB, Pedersen LJ. 2007, 'Why do pig root and what will they root? A review on the exploraty behavior of the pig in relation to enviromental enrichment'. *Applied animal behaviour science*, 107: 183-197.

235.   Subsecretaria de asuntos agrarios. 2015, 'Manejo integral del cerdo: sistema de producción de cerdos en cama profunda'. Gobierno de la pampa, Argentina.

236.   Subsecretaria de asuntos agrarios. 2016, 'Manejo integral del cerdo: instalaciones para producción porcina'. Gobierno de la pampa, Argentina.

237.   Sulbaran L, Araque H, González C, Mora F. 2009, 'Comportamiento productivo de cerdos nacidos y terminados en cuatro modalidades distintas de alojamiento'. *Revista científica FCV-LUZ*, 19 (1): 49-54.

238.   Sulbarán L, Araque H, Vecchionacce H, González C. 2007, 'Daños podales en cerdas gestantes y lactantes alojadas en cuatro tipos de instalaciones'. *Zootecnia tropical*, 25(4): 279-283.

239.   Taiganides EP. 1992, 'Pig waste management and recycling'. *The Singapore experience*. CIIDI, Ottawa, Canadá.

240.   The natural farrowing system [actualización: 29 mar 2017]. *Nesting box*. Vermillon, Dakota del sur, Estados Unidos. Disponible en: http://www.naturalfarrowingsystem.com/nesting.aspx [consulta: 29 mar 2017].

241.   Thodberg K, Jensen KH, Herskin MS, Jorgensen E. 1999, 'Influence of enviromental on nest building and farrowing beahviour in domestic sows'. *Applied animal behaviour science*, 63: 131-144

242.   Thodberg K, Jensen KH, Herskin MS. 2002, 'Nursing behaviour, post-partum avtivity and reactivity in sows: effects of farrowing enviroment. Previous experience and temperament'. *Applied animal behaviour science*, 77: 53-76

243.   Tonsor GT, Olynk N, Wolf C. 2009, 'Consumers preferences for animal welfare attributes: the case of gestation crates'. *Journal of agricultural and applied economics association* 41 (3): 713-730.

244.   Trujillo-Ortega ME y Martínez-Gamba RG. 2001, 'Unidad 6: Zootecnia de Porcinos'. Facultad de Medicina Veterinaria y Zootecnia, UNAM. México. http://www.fmvz.unam.mx/fmvz/p_estudios/apuntes_zoo/unidad_6_cerdos.pdf [consulta: 13 abril 2016].

245.   Unión Europea. Directiva 2008/120/ Euratom del Consejo, 18 de diciembre de 2008, por lo que se establecen las normas mínimas para la protección de los cerdos. *Diario Oficial de la Unión Europea*, 18 de febrero de 2009.

246.   Utrera V, Viale-Rigo S, Rauseo L. 2007, Ergomix, Venezuela. Disponible en: http://www.engormix.com/MA-porcicultura/sanidad/articulos/produccion-cerdos-cama-profunda-t1310/p0.htm [consulta: 13 abril 2016].

247.   van Nieuwamerongen SE, Bolhius JE, van der Peet-Schwering CMC, Soede NM. 2014. 'A riview of sow and poglet behaviour and performance in group housing systems for lactating sows'. *Animal*, 8 (3): 448-460.

248.   Varley M, Stedmann R. 1994, 'Stress and reproduction'. En: Cole DJA, Wiseman J, Varley MA. *Principles of pig science.* Nitthingham university press, Reino Unido: 277-296.

249.   Vega-Cañizares E, Torres- González- Chávez M. 2014, 'Algunos aspectos sobre conducta y caudofagia porcina'. *REDVET*, 15 (2): 1-18.

250.   VideSvin. 2015. *Løse søer i farestalden – SWAP* [Video]. Disponible en: https://www.youtube.com/watch?v=TJDHJ1Y1rol

251.   Webster J. 1995, 'Animal welfare: a cool eye towards eden'. *Blackwell science.*

252.   Wischner D, Kemper N, Krieter J. 2009, 'Nest-building behaviour in sows an a consequences for pigs husbandry'. *Livestock science*, 124:1-8

253.   Wolter BF, Ellis M, Curtis SE, Augspurger NR, Hamilton DN, Parr EN, Webel DM. 2001, 'Effect of group size on pig performance in a wean-to-finish production system'. *Journal of animal science*, 79(5):1067-1073.

254.   Wood C. y M. Rothschild. 2001, 'Feet and leg soundness'. *Swine Industry Handbook,* PIH- 101, Purdue University Cooperative Extension Service, West Lafayette, IN, USA.

255.   World Comission. 1987, 'Report of the world comission on enviroment and development: Our common future', Oxford University Press, Nueva York.

256.   Worobec EK, Duncan IJH, Widowski TM. 1999, 'The effects of weaning at 7,14 and 28 days on piglet behaviour'. *Applied animal behaviour science*, 62: 173-182

257.   Yun J, Swan KM, Vienola K, Farmer C, Oliviero C, Peltoniemi O, Valros A. 2013, 'Nest-buildin in sows: effect of farrowing housing on hormonal modulation of maternal characteristics'. *Applied animal behaviour science*, 148: 77-84.

258.   Yun J, Valros A. 2015, 'Benefits of prepartum nest-building behaviour on parturition and lactation in sows- a review'. *Journal of animal science*, 28:11, 1519-1524.

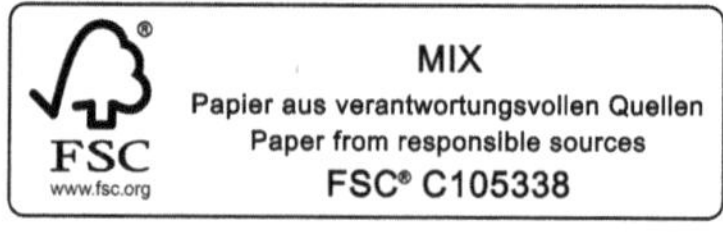